El reporte

Buscando más allá del reporte físico para creer y recibir el reporte del Señor.

Escrito por

JULIE THOMAS

y Kristi Grigsby

Edición en español

Traducción: Karen Laureano, Eleanette Pérez y María Martínez

Corrección: María Alejandra Lara

Copyright © 2023 Julie Thomas y Kristi Grigsby

Todos los derechos reservados

Foto de portada por Sydney Lasala

ISBN: 9798856911090

www.TheReportoftheLord.com

DEDICATORIA

Este libro está dedicado a cualquier persona que necesite una razón para creer.

Si estás pasando por un momento difícil en el que has sido devastado (a) por el golpe fulminante de un diagnóstico médico inesperado o por cualquier otra noticia traumática, quiero que sepas que no tienes por qué aceptar esa noticia como tu destino. Aunque sea cierto que el reporte representa la realidad de tu situación actual, quiero decirte que no tiene por qué ser tu realidad final.

Sea lo que sea que diga ese reporte, el reporte del Señor es muy diferente. Lo que leerás a continuación es la verdad de lo que dice el reporte del Señor: eres sano (a), eres pleno (a), eres próspero (a), eres amado (a).

De manera muy inesperada, me enfrenté a un diagnóstico catastrófico de cáncer categoría 4 que, según los médicos, significaba una tasa de supervivencia del 20 %. Sin embargo, a través de los años y los altibajos de la vida, yo había logrado conocer a mi Dios. Conocía Sus promesas y sabía cómo activar esas promesas en mi vida. Cuando llegó ese diagnóstico, estaba lista para unir fuerzas con Dios y pelear la batalla de mi vida. Milagrosamente, fui sanada.

Tú también puedes serlo.

Gloria a Dios. Y que puedas ser bendecido (a) poderosamente por medio de mi testimonio.

TABLA DE CONTENIDO

1	Despojada	1
2	El reporte	17
3	Apagando todo	27
4	La receta médica de Dios	39
5	Resistiendo los tratamientos	50
6	Caminando en victoria	72
7	Mirando hacia adentro desde afuera	85
8	Una visión de motivación	113
	Agradecimientos	118

1 DESPOJADA

Me sorprende sobremanera mirar atrás y ver la mano de Dios trabajando aún en los momentos en que no la vi. Mi caminar con Dios comenzó décadas atrás, cuando acepté a Jesús plenamente por primera vez en ese acto que a menudo se le llama "ser salvo". Pero llegar a ese punto no fue tan fácil como parece, motivo por el cual quiero comenzar por compartir un poco de mi historia personal contigo.

Mi caminar realmente comenzó a la edad de 19 años. Yo solía ser "una de esas" adolescentes, una joven de 19 años que creía que lo sabía todo. A pesar de las palabras sabias y de las advertencias que mis padres trataron de impartirme, yo creía sin lugar a duda que ellos eran unos completos idiotas.

Fui una de seis hijos, y déjame decirte, aprendí rápidamente que no puedes ser una cobarde cuando creces alrededor de cuatro hermanos varones. Éramos una familia de escasos recursos, y entre mis hermanos y la escasez, cada día era una lucha por sobrevivir. En nuestra ciudad natal, Farmington, Michigan, fue donde conocí a mi verdadero amor a la edad de 15 años. Ignorando el consejo no solicitado de mis padres, quienes decían que éramos demasiado jóvenes y que no estábamos listos para los desafíos que traería el futuro, nos casamos cuatro años después.

Poco después, nació nuestra primera hija, Josi. Luego, nuestra segunda, Angie, seguida de nuestra tercera, Cassie. La carrera de mi esposo estaba floreciendo, y con nuestras tres hermosas hijas, la vida era casi perfecta, tal y como yo, de 19 años, les había dicho a mis padres que sería. Compramos una segunda casa en nuestro pequeño paraíso en Marco Island, Florida, con exquisitas vistas a las hermosas aguas tropicales del Golfo de México; un muy bienvenido refugio de los fríos inviernos de Michigan.

Y, luego, la vida de portada de revista con la que había fantaseado comenzó a derrumbarse. Te ahorraré los detalles desagradables de lo que se desarrolló durante nuestro matrimonio de 17 años y que, finalmente, nos condujo al divorcio. Simplemente digamos que tenía todas las características de una película de suspenso del canal Lifetime: mentiras, trampas, traiciones, crimen, violencia. Nuestro divorcio no fue de tipo amistoso. Aunque hicimos lo mejor que pudimos para proteger a nuestras hijas del alboroto físico, nuestra separación final fue algo así como la salvaje batalla de divorcio de la película de 1989, *La guerra de los Rose*, incluyendo los asaltos nocturnos, la destrucción, la ruptura de ventanas de mi hermoso hogar con vistas al Golfo y la horrible escena que quedará grabada para siempre en mi memoria: mis tres niñas, que jamás habían presenciado tal violencia, corriendo aterrorizadas por la calle oscura en medio de la noche, vestidas solamente con su pijama.

Aunque realmente no conocía a Dios en medio de todo esto, hoy miro hacia atrás y entiendo que Él sí me conocía. Y es sólo por Su gracia que mis hijas y yo sobrevivimos esos días y fuimos capaces de recoger los pedazos rotos y seguir adelante. Al ser una madre soltera con tres hijas menores de diez años, tenía suficiente dinero para comenzar de nuevo y construimos nuestra nueva vida en la cercana ciudad de Naples, Florida.

Mi hija, Josi, comenzó a hacer nuevos amigos y a frecuentar una iglesia carismática. Yo había crecido en el catolicismo y con un fuerte sentido de lealtad a la religión, y su decisión me enojó... al principio. Sin embargo, comencé a notar algo en Josi que era muy diferente a todas las reglas y rutinas que nos habían enseñado a seguir en mis experiencias de iglesia previas. Ella comenzó a hablar de una relación con Jesús, lo cual, ciertamente, activó mis radares. Eso no era algo que yo había escuchado antes, por lo cual la mamá oso dentro de mí comenzó a preocuparse por el posible lavado de cerebro que ella pudiera estar experimentando.

Pero, mientras mis preocupaciones internas crecían, estaba siendo testigo de un cambio genuino en mi hija. Comenzó a abrirse más con sus amigos, sonreía más; había un gozo innegable floreciendo dentro de ella. Ella era una adolescente que se emocionaba por ir a la iglesia, ¡algo inaudito en mis experiencias pasadas! No estaba segura de lo que le estaba pasando a Josi, pero me gustaba lo que estaba viendo.

Estoy convencida de que este fue un período en el que Dios estaba en acción, ablandando mi corazón y preparándome para una intimidad más profunda con Él. Cuando llegó el momento de dar el siguiente paso, Él envió la única cosa que sabía que llamaría mi atención y sellaría el trato durante esta temporada de mi vida: un hombre.

Hicimos conexión casi de inmediato. Me sentí atraída por este hombre que profesaba abiertamente ser un cristiano con un entusiasmo genuino por su fe y su iglesia. Comencé a asistir con él a su iglesia carismática, sin denominación, y, aunque sentía que estaba traicionando la fe de mi crianza, eventualmente hice de esta nueva iglesia mi iglesia.

Empecé a escuchar y a sentir cosas que nunca había experimentado. Desperté la presencia del Espíritu Santo y Su poder a mi alrededor. Dios llegó de una manera tan profunda que alcanzó todas las cicatrices y heridas de mi pasado, sobrepasando cualquier explicación humana. Empecé a sentir todo lo que había faltado toda mi vida y quise más...

A pesar de lo que estaba sintiendo, no fui uno de esos conversos rápidos que levantaban la mano prontamente después de un sermón, ansiosos por entregar su vida y seguir a Jesús. Me tomó algo de tiempo procesar todo lo que estaba aprendiendo y experimentando y conocer al Dios real, el cual era muy diferente al Dios crítico y castigador que creía conocer. Me tomó semanas marinar esta revelación, pero finalmente acepté a Jesús en esa iglesia y desde ese momento mi vida nunca volvió a ser igual.

Mi viaje con Dios realmente comenzó aquí. Los siguientes cuatro años de mi vida se convirtieron en una parte fundamental de mi historia, ya que fueron los mejores y los peores tiempos.

Aunque mi prioridad seguía siendo mis tres hijas, quienes ahora tenían 10, 14 y 17 años, estaba disfrutando de un romance torbellino con este hombre cristiano de mis sueños. Nos casamos en menos de un año.

Comencé a servir en la iglesia y a descubrir dones que nunca supe que tenía. A estas alturas, estaba totalmente sumergida en este caminar con el Espíritu Santo. Ardía para Dios y no tenía mayor anhelo que servir. Continuamente le pedía a Dios que me mostrara lo que Él quería que hiciera y cómo podía entregar mi vida para servirle. Él honró esa pasión y se manifestó de una manera poderosa.

Jamás olvidaré un día en que conducía a casa y miraba hacia el cielo. Allí, vi una visión de Jesús en la cruz, quien me hablaba de abrir un hogar para ayudar a madres solteras. Fue la primera vez que vi una visión tan clara. Sabía exactamente el siguiente paso que Dios quería que diera. Estaba tan emocionada que quería saltar de mi auto y contarle a cada vehículo que pasaba, pero, en lugar de eso, fui directamente con mi pastor.

Mi pastor estaba casi tan emocionado como yo y estuvo de acuerdo con iniciar este nuevo programa bajo la cobertura del ministerio para la comunidad local de la iglesia. Dirigí este nuevo ministerio en el que nos enfocamos únicamente en madres solteras, adolescentes desde 14 años, que no tuvieran apoyo ni conocimiento de cómo criar las preciosas vidas de las que ahora eran responsables.

Aunque no tenía ningún entrenamiento formal en este ministerio, me dejé guiar completamente por el Espíritu Santo creyendo lo que Hebreos 13:21 nos dice: "Que él los capacite en todo lo bueno para hacer su voluntad". Nuestro ministerio prosperó. Pronto, mi casa estuvo llena de pañales, ropa de bebé y otros suministros que nuestras nuevas madres necesitarían. Mientras aconsejaba a estas jóvenes, descubrí que muchas de ellas habían sido expulsadas de sus hogares y estaban sin amparo durante este momento crítico en que una nueva vida se formaba dentro de ellas.

Con mi corazón desfallecido, compartí esta información reciente con mi pastor y, simultáneamente, le presenté un granito de la idea que el Espíritu Santo había plantado en mi corazón. Estas madres solteras necesitaban un hogar, y yo creía dentro de mí que nuestra iglesia había sido específicamente escogida por Dios para hacer de esto una realidad. El Espíritu Santo debía haber estado hablando con mi pastor también, ya que él estuvo de acuerdo de inmediato.

Abrimos un hogar para estas jovencitas. Albergamos hasta ocho de ellas a la vez y les proporcionamos un ambiente donde pudieran aprender a cuidar a sus bebés, continuar sus estudios y a descubrir el amor incondicional de Dios hacia ellas.

Aunque jamás dudé que este ministerio tendría éxito —después de todo, fue Su idea—, la experiencia no fue tan serena como parecía. Estas chicas estaban perturbadas, ya que ellas mismas habían crecido en circunstancias extremas. Su capacidad de confiar o de amar era frecuentemente nula en sus vidas y, he aquí, yo era la mujer extraña haciéndolas responsables no solamente de su crecimiento personal, sino también de las reglas de la casa, como las horas de estudio, las tareas domésticas y de respetar la hora límite de llegada. Una de las chicas me sacó un cuchillo y estoy segura de que muchas de las otras también lo habían contemplado, pero el Espíritu Santo continuó guiándome y exhortándome.

Muchos años después, me topé con una de estas jovencitas. Siempre atesoraré dentro de mí lo que me dijo. "Señorita Julie, ¿es usted? Siempre he querido agradecerle por todo lo que hizo por mí". Alabado sea Dios, su vida cambió para bien y hoy tiene una hermosa familia. Creo fielmente que ella es sólo una de las muchas vidas que fueron transformadas por Dios, a través de mi obediencia a Su llamado, y es la convicción por la cual hasta el día de hoy continúo haciendo Su obra ministerial.

Cuatro años de este ministerio estuvieron llenos de caos, agitación y horas agotadoras e impredecibles, sin embargo, amé cada minuto. Pero mientras el ministerio prosperaba, mi matrimonio estaba fracasando. De hecho, fue un desastre desde la luna de miel. El hombre que tanto profesaba ser cristiano comenzó a exhibir comportamientos que eran muy diferentes a la Palabra de Dios que yo estaba estudiando. El matrimonio cristiano que anhelaba fue diseñado para estar lleno de amor, honor, respeto, aliento y perdón. Mas desde el principio, nuestra relación carecía de estas características. A veces me parecía que mi nuevo esposo se comportaba más como un dictador que quería una sirviente y creía tener cuatro de ellas (entre mis tres hijas y yo). Nuestro hogar estaba lleno de ira, falta de respeto y abuso verbal. Fue un tiempo muy confuso para mí mientras luchaba continuamente con mi pregunta interna: *¿cómo es posible que un hombre que dice que ama a Dios y profesa ser cristiano hace estas cosas?* Nada acerca de esta relación se alineaba con lo que estaba aprendiendo de la Biblia.

El estrés y la agitación crecieron hasta que alcanzaron su punto máximo, literalmente, en la cima de una montaña. Estábamos de vacaciones familiares con mis tres hijas y los dos hijos de mi esposo. Nos preparábamos para descender una montaña. Otra riña se convirtió en una inmensa pelea antes de comenzar nuestro descenso. Se acercó a mí, me sometió fuertemente en posición de candado a la cabeza de lucha libre y ya fuera que estuviera hablando en serio o no, sus palabras enviaron terror por todo mi cuerpo: "Te voy a tirar de esta montaña".

Eso fue la gota que derramó el vaso. Mis hijas y yo regresamos a casa por separado e, inmediatamente, metí la demanda de divorcio.

Entonces, después de dos fracasos matrimoniales al mismo tiempo que atravesaba por una crisis de la mediana edad profunda y sin ningún otro lugar a donde acudir, recordé a la única persona que nunca me había fallado, Jesús, y tomé la decisión de confiar únicamente en Él para mis próximos pasos. Estaba sola; a mis 40 y tantos años todavía era una mujer joven y vibrante, tenía suficiente dinero ahorrado para un nuevo comienzo y estaba lista para ir a donde Dios me guiara.

Esa rendición a Dios, ciertamente, fue puesta a prueba. Tras haber prometido ir a donde Dios me guiara, mi nuevo hogar resultó ser un apartamento alquilado ubicado en una zona peligrosa de la ciudad, donde podía sentarme afuera una noche cualquiera y presenciar tráfico de drogas. Recuerdo los despertares abruptos en medio de la noche a causa de adictos confundidos y desesperados que golpeaban la puerta de mi casa y preguntar: *¿cuál es tu plan, Dios? ¿Por qué estoy aquí?*

A pesar de mis circunstancias, me mantuve firme en mi creencia de que Dios no sólo me estaba protegiendo, sino que también estaba haciendo algo bueno. Esperaba ansiosamente la revelación de ese plan y tenía la esperanza de que Él escuchara mi súplica: *Vamos, Dios... ¿podemos apresurar las cosas un poco?* Pero, en cambio, sentí que Dios me estaba dirigiendo a dar mi dinero.

Naturalmente, mi reacción instintiva fue dudar. La voz de la razón me susurró al oído: *Dios no te pediría que hicieras ESO, ¿verdad? Ciertamente, Él sabe que este pequeño nido es todo lo que tienes...* Pero, a lo largo de los años, me había acercado lo suficiente en mi camino con Cristo como para poder reconocer Su voz, y esta pequeña voz disfrazada de "lógica" no lo era. Me aferré firmemente a Sus promesas de que Él nunca me dejará ni me abandonará (Hebreos 13:5), que Él obra todas las cosas para mi bien (Romanos 8:28) y que si estoy dispuesta a seguirlo, no hay nada que Él no pueda o no quiera hacer por mí. Tan incómodo como era, seguí Su dirección.

Pequeñas donaciones aquí, sumas globales para alimentar a los hambrientos allá, innumerables regalos a personas que Dios quería bendecir de grandes maneras. En momentos de duda, reflexionaba en el versículo Mateo 19:16-30 donde el hombre rico le preguntó a Jesús: "¿Qué más me falta?". Jesús le respondió: "Vende lo que tienes y dáselo a los pobres, y tendrás tesoro en el cielo". Me pregunté a mí misma: *Si Jesús le pidió eso a ese hombre, ¿por qué no me lo pediría a mí también?*

Así que seguí obedeciendo y dando... y eventualmente no me quedó nada.

Un día, llegué a casa del trabajo a ese apartamento alquilado y encontré un aviso de desalojo en mi puerta.

Al ser una mujer fuerte e independiente, y tras haber criado a tres hijas (que ya eran señoritas) del mismo carácter, jamás había estado en una situación en la que no pudiera pagar mis cuentas. Siempre tuve una red de seguridad. Pero, mientras estaba allí con la mirada clavada a ese aviso de desalojo, me quedé paralizada hasta que caí en cuenta de que no tenía nada. Había sido completamente despojada de todo lo que poseía y que yo había atesorado en mi corazón. Fue la mayor lección de humildad y la experiencia más humillante que había vivido.

¡Quiero hacer una pausa aquí para enfatizar que mi historia no significa que debas vender tus posesiones! Este fue mi caminar y, en retrospectiva, Dios sabía exactamente lo que necesitaba. Necesitaba rendirme completamente a Él para crecer en mi fe. Aunque el proceso fue doloroso en ese momento, estoy muy agradecida por esa temporada de mi vida. Me preparó. Llegué a entender lo que significaba estar totalmente rendida a Dios; esa dependencia a Dios y verlo obrar una y otra vez sin falta. Mi fe y mi capacidad de confiar en Él plenamente crecieron.

Hoy, al mirar hacia atrás y reflexionar sobre este tiempo, veo tan claramente que si bien esta experiencia no fue fácil, fue necesaria para mi caminar espiritual. Confiar completamente en Dios y en Su bondad, gracia, misericordia, sanidad e innumerables bendiciones era algo que necesitaba para redefinir mi vida y pasar del aviso de desalojo a una vida gozosa llena de significado, propósito e innumerables bendiciones (incluidas mis hijas y nueve nietos). Pero, más que eso, necesitaba esa experiencia de ser despojada y totalmente rendida para experimentar la curación milagrosa que vendría dos décadas después, seguida de un diagnóstico de cáncer en etapa IV. Sin una dependencia y confianza absoluta y completa en Jesús, no creo que estaría aquí compartiendo mi historia hoy. De eso es de lo que realmente se trata esta historia, pero quería que entendieras cómo llegué aquí.

El fundamento establecido décadas antes me preparó para este estado vulnerable de nuevo, despojada de mí misma con mi propia vida colgando de un hilo tras la sacudida. Al escuchar del médico el diagnóstico de cáncer de mama con metástasis, mi voluntad de rendirme por completo fue puesta a prueba de nuevo. ¿Realmente creía? ¿Realmente esperaba que Dios me rescatara... otra vez?

Gracias a esas temporadas de crecimiento en las que Dios me había guiado fielmente, fui capaz de responder "sí" a estas preguntas y muchas más, sin vacilación ni duda, y a elegir la vida por encima de la sentencia de muerte escrita en el reporte de manera proactiva. Estaba equipada como un guerrero camino a la batalla, lista para capturar lo que legítimamente me pertenecía: mi salud. Mi objetivo al compartir mi viaje contigo es ayudar a equiparte para cualquiera que sea la batalla que estás enfrentando.

Las promesas y palabras que Dios ha compartido conmigo a través de mi viaje son también para ti. Las dificultades y pruebas que he soportado pueden representar circunstancias similares a las que tú o tus seres queridos están enfrentando. Quiero animarte y que sepas que Él tiene la victoria planeada para nosotros (as).

El camino de la fe no siempre es fácil. Habrá muchas veces que nos encontraremos en situaciones en las que no queremos estar, como un reporte médico devastador o una pérdida traumática. Las Escrituras nos dejan claro que ninguno de nosotros es inmune cuando Jesús nos recuerda: "En este mundo afrontarán aflicciones," (Juan 16:33). Seremos puestos a prueba una y otra vez y, probablemente, nos encontraremos bajo los implacables intentos del enemigo de querer dejar de leer y también de simplemente aceptar estas pruebas y sus consecuencias.

Pero, gracias a Dios, ese no es ni el final de la historia ni de ese versículo. Jesús continúa con el resto de Su promesa en Juan 16:33: **"Pero ¡anímense! Yo he vencido al mundo"**.

¿Qué significa eso? En los términos más simplistas, significa esto:

Jesús cargó nuestros pecados sobre esa cruz. TODO nuestro pecado, incluyendo la oscuridad que puede vencernos en este mundo: nuestros errores, nuestras malas decisiones, cualquier enfermedad o dolencia que trate de vencernos, pasado, presente y futuro. Jesús pagó por todos ellos, los míos y los tuyos. No porque fuera Su deber o porque fuésemos merecedores. Él hizo ese sacrificio porque así lo deseó. Él nos amó de tal manera que quería que experimentáramos la plenitud y la bondad de Dios nuestro Padre como lo hizo Jesús, sin nada que se interpusiera en el camino.

El pecado era esa división inamovible que separaba a nosotros, los seres imperfectos, de Dios nuestro Padre perfecto. En Su gran misericordia, Él, sabiendo que nunca podríamos ser libres de pecado ni perfectos, envió al único que podía hacerlo: Su hijo Jesús. El sacrificio de Jesús, el cordero perfecto, sin mancha e intachable, era la única manera de eliminar esa barrera del pecado para siempre.

Jesús hizo eso por ti y por mí voluntariamente. Él fue nuestro rescate para una nueva vida en Cristo; la promesa de recibir todo lo que Dios tiene para nosotros: Su gozo, paz, bondad y SANIDAD. Con su último aliento, Jesús dijo: "Consumado es". Él pagó el precio final por todo ese pecado y, como él dijo, se terminó. Se acabó.

Ni siquiera la muerte pudo detenerlo. ¡Él es el gran vencedor! Jesús resucitó y es el Dios viviente, sentado en el cielo a la diestra de nuestro Padre. Él camina con nosotros, habla con nosotros, nos aconseja, nos sana, a través del poder de Su Espíritu Santo.

Lo que Jesús hizo, lo hizo por nosotros.

Lo que Jesús dice, lo dice por nosotros.

Entonces, cuando Él dice: "Yo he vencido al mundo", eso también significa que Él ha vencido tu circunstancia, cualquiera que sea.

No tenemos que aceptar un diagnóstico de cáncer.

No tenemos que aceptar el luto como el controlador de nuestro destino.

No tenemos que aceptar las circunstancias que se derraman sobre nosotros como una tormenta traicionera.

Sí, debemos enfrentar los traumas que se nos presentan como la realidad actual que son. Pero no son la realidad de Dios. No son de Dios ni están alineados con Su Palabra. Debemos mirar más allá de nuestras circunstancias y, en cambio, mirar a Jesús, la Palabra y todas sus promesas. Nuestra verdad, si elegimos creerla, se encuentra en el reino de Dios, donde podemos proclamar valientemente que "como hijo (a) de Dios, por las llagas de Jesús soy sano. Soy pleno y nada me falta. Tengo vida en abundancia".

Si caminas conmigo a través de las siguientes páginas, te mostraré cómo llevé las circunstancias de mi realidad física a la presencia de Dios para buscar Su sabiduría y guía a través de la multitud de decisiones que tuve que navegar. Verás cómo Dios me ha mostrado una y otra vez que cuando realmente creemos y entendemos cómo activar Su poder que nos está esperando, tenemos el poder de cambiar nuestras circunstancias, gracias a Dios.

De acuerdo con la Palabra, la sanidad es parte del plan para nuestras vidas, y por las llagas de Jesús somos sanos (Isaías 53:5). Jesús permitió que su cuerpo fuera quebrantado en la cruz ese día para que el nuestro pudiera ser pleno en esta tierra, es decir, libre de enfermedades y quebrantamientos. Pero no "simplemente sucede". Debemos poner esa promesa en práctica. Tenemos poder en el poderoso nombre de

Jesús. Aprendamos cómo usar ese poder.

A lo largo de este libro, leerás versículos y oraciones que me fueron de ayuda. Creo que también te ayudarán a ti, pero hay una advertencia importante que debes entender. ¡Estas Palabras –la Palabra hablada de Dios– tienen poder cuando las decimos en voz alta!

Esto está bellamente explicado en el libro de Charles Capps, *El poder creativo de Dios*.

"Las palabras habladas programan tu espíritu (corazón) ya sea para el éxito o la derrota. La fe viene más rápidamente cuando te escuchas a ti mismo citando, hablando y diciendo las cosas que Dios dijo. Recibirás más prontamente la Palabra de Dios en tu espíritu al escucharte a ti mismo decirla que si escuchas a alguien más decirla". *(Página 5)*

En Marcos 11:23, Jesús dice: "Les aseguro que, si alguno le dice a este monte: 'Quítate de ahí y tírate al mar', creyendo, sin abrigar la menor duda de que lo que dice sucederá, lo obtendrá". Nota que Él no dice "cualquiera que piense" o "cualquiera que silenciosamente le diga a la montaña que se mueva". Cuando ordenes a tus montañas (es decir, enfermedad, padecimiento u otra aflicción) que se muevan y declares sanidad en el nombre de Jesús, ¡dilo en voz alta y con autoridad para que los reinos espirituales escuchen!

Si te incomoda orar o decir los versículos en voz alta (lo cual está bien, la mayoría de nosotros comenzamos sintiéndonos de esa manera), ahora es el momento de tomar cautiva esa mentalidad mansa y declarar: "¡Soy un(a) hijo(a) de Dios, y mi Padre desea que recite Sus promesas con valentía y confianza!".

El primer paso: la salvación

El primer paso para recibir todo lo que Dios ha planeado para ti es ser salvo. Es necesario primero venir bajo la autoridad de Dios, lo cual sólo es posible si aceptamos a Jesús como nuestro Señor y Salvador. En pocas palabras, si no creemos, confiamos y aceptamos plenamente, cerramos la puerta y abandonamos todo lo que Él tiene para nosotros. Lo hermoso es que Él está esperando al otro lado y, como nos recuerda Mateo 7:7, sólo necesitamos llamar a la puerta y Él responderá (… "llamen, y se les abrirá"). Aquí está tu oportunidad de llamar, darle la bienvenida y recibirlo en tu corazón.

Ahora que entiendes lo que significa ser salvo, es increíblemente simple de recibir. Si crees con todo tu corazón y estás listo para nacer de nuevo en Él, la oración de salvación a continuación es todo lo que necesitas hacer.

¡Acepta a Jesús en tu corazón y prepárate para una vida transformada! Durante el resto de este libro, compartiré mis experiencias y las herramientas que utilicé para sumergirme en las promesas de sanidad de Dios y poner esos planes en acción.

Oración de salvación

(Recuerda el poder de recitar la palabra y di esto en voz alta, aunque esto implique hacerlo a puertas cerradas donde eres sólo tú y Dios.)

Señor, admito que soy un pecador.

Necesito y quiero Tu perdón.

Acepto Tu muerte como el castigo por mi pecado y reconozco que Tu misericordia y gracia son un regalo que Tú me ofreces por Tu gran amor, no basado en nada de lo que yo he hecho.

Límpiame y hazme Tu hijo.

Por fe, te recibo en mi corazón como Salvador y Señor de mi vida.

De ahora en adelante, ayúdame a vivir para Ti, contigo al control, todos los días de mi vida.

En el nombre de Jesús, Amén.

Declaraciones sobre ti mismo y tus circunstancias

Creer:

Confío en el Señor con todo mi corazón y no me apoyo en mi propio entendimiento. Proverbios 3:5.

"Todo lo puedo en Cristo que me fortalece" (Filipenses 4:13)

Para generar confianza:

Dios es un recompensador de aquellos que lo buscan diligentemente. Hebreos 11:6.

Para rendirse por completo:

Padre Celestial, estoy atento a Tu Palabra. Inclino mis oídos a tus razones. No dejaré que se aparten de mis ojos. Las guardo en medio de mi corazón porque son vida y salud para todo mi cuerpo. Proverbios 4:20-22.

Para vencer la voz del enemigo:

No tengo un espíritu de temor sino de amor, poder y una mente sana. 2 Timoteo 1:7.

¡Ninguna arma formada contra mí prosperará, en el nombre de Jesús! Isaías 54:17.

2 EL REPORTE

Durante la mayor parte de mi vida, me he enfocado en satisfacer las necesidades de aquellos a mi alrededor. La servidumbre es parte de mi naturaleza, y la capacidad de ser las manos y los pies de Jesús es la misión a la que Él me llamó. El alcance comunitario, la consejería y otras obras ministeriales son el gozo de mi vida. Sin embargo, hay momentos en que este enfoque hacia afuera me hace caer en el descuido propio. He sido culpable de ignorar mis necesidades personales, incluyendo mi salud.

Mi hija, Angie, que también es asistente médico, se frustraba viéndome descuidar mis exámenes físicos anuales y decidió tomar el asunto en sus propias manos (esa genética fuerte e independiente que mencioné anteriormente). Me llamó para hacerme saber que había agendado todas las citas que yo necesitaba, comenzando con mi mamografía de rutina.

Según lo programado, me presenté para mi mamografía esa mañana, y desde el momento en que caminé dentro de esa sala de examen médico, sentí una inmensa oscuridad a mi alrededor que es difícil de explicar. Era abrumadora y crecía. Eventualmente, se apoderó de mí de tal manera que ni siquiera podía hablar o seguir las sencillas instrucciones de la técnica. Ella fue muy paciente y amable conmigo mientras me guiaba a través de la miríada de poses, similar a una de esas carreras de obstáculos, colocando mis senos expuestos contra la placa de metal fría, dura.

"¿Está bien?", me preguntó continuamente la técnica.

"No, no estoy bien", admití, "pero gracias por su paciencia".

Todavía sintiéndome abrumada por algo que no podía explicar, fui guiada a la sala de ultrasonidos. Una vez más, humillada ante la desagradable experiencia de tener mis senos expuestos frente al hombre detrás de la máquina de ultrasonido, cerré los ojos con la esperanza de escapar de mi realidad durante los próximos minutos y me enfoqué en Dios.

Eché un vistazo antes de que el técnico terminara. Y mientras abría los ojos, vi su rostro y el innegable horror que transmitía. En ese mismo momento, supe que algo estaba terriblemente mal.

Una oleada de temor se apoderó de mí, pero el tiempo que había pasado a solas con el Señor momentos antes me ayudó a volver mis pensamientos a Él. Inmediatamente comencé a decir estas palabras en mi mente, una y otra vez: *Creo en el reporte del Señor.*

Mientras, el técnico murmuraba palabras que, probablemente, no debió haber compartido: "Esto no se ve bien". Rápidamente respondí: "Sea lo que sea, creo que el Señor cuidará de mí".

El técnico dirigió la vista hacia arriba como diciendo "buena suerte con eso".

Entonces me dirigieron a la oficina del radiólogo. Cuando entré en la sala, él se sentó frente a una gran pantalla digital que mostraba una imagen que podría bien pasar por un árbol de Navidad adornado con luces rojas parpadeantes.

"Las cosas no se ven bien para ti", me compartió mientras señalaba todas las luces rojas que indicaban malignidad. A partir de ahí, las únicas palabras que recuerdo son:

"Es bastante malo".

"Primero quimioterapia".

"Luego una mastectomía bilateral (doble)".

"Después radiación".

"Eso, SI es que podemos ayudarte".

Las palabras se convirtieron en una especie de niebla espesa en mi cerebro abrumado. No podía entender. No podía pensar. No podía procesar nada de lo que él me decía. Finalmente, me levanté de la silla, forcé una sonrisa y le dije: "Acabé. Me voy".

Su boca todavía se movía, pero yo no podía escuchar una palabra que él decía. Estreché mi mano con la suya y le dije: "Gracias, pero realmente necesito irme ahora".

Desconcertados por mi salida, el personal del consultorio médico me llamó: "¡Señora, espere! ¿Está aquí sola? ¿Usted conducirá?".

Por supuesto, estaba aquí sola. Vine para mi mamografía de rutina, ¡no para un diagnóstico de cáncer!

Me senté en mi auto en el estacionamiento preguntándome qué carambas acababa de pasar. Sentí como si me hubieran transportado a una realidad virtual de la que quería escapar desesperadamente. ¿Acaso habían sido reales las últimas horas de mi vida? Por más que hubiese querido que fuera un sueño, no lo fue. El primer pensamiento en mi cabeza fue: *¿qué les voy a decir a mis hijos?*

En ese momento me percaté del zumbido de las alertas de mi celular por el lapso de mensajes de texto perdidos. Eran de Angie, cada uno creciendo en urgencia cuando no recibió respuesta en las últimas horas.

"¿Cómo te fue?"

"¿Qué te dijeron?"

"Hola, ¿está todo bien?"

"Mamá, por favor llámame. Estoy preocupada".

Esa no era una conversación que quería tener por teléfono. Conduje hasta encontrarme con ella y nuestros ojos se clavaron. Las palabras no fueron necesarias para que ella supiera que el reporte no era favorable.

El siguiente par de días fueron como una neblina. No recuerdo las conversaciones en sí que tuve con cada una de mis tres hijas. Lo siguiente que recuerdo, las cuatro de nosotras habíamos orquestado un plan maestro de cómo navegaríamos la ráfaga de citas médicas que seguirían.

Desde el dermatólogo que haría la biopsia del crecimiento en la parte superior de mi espalda, hasta el cirujano que haría la biopsia de mis senos y ganglios linfáticos, hasta el oncólogo y el radiólogo quienes individualmente compartirían su opinión sobre mi realidad y futuro. La prueba fue una montaña rusa de dolor físico y emocional: un día implicaba dolor físico insoportable, el siguiente estaba lleno de dolor emocional y agotamiento.

En momentos como estos, nuestra primera respuesta es a menudo centrarnos en los problemas en lugar de la solución. Si mi fe no hubiese tenido la oportunidad de crecer a través de las estaciones turbulentas de mi vida, estoy casi segura de que me habría fijado en ese dolor. Pero, armada con esas experiencias y las promesas fieles de mi Padre Celestial que nunca me fallaron, Él permaneció al frente de cada pensamiento perdido en mi mente. Desde el día en que me acosté bajo esa máquina de ultrasonido y declaré *creo en el reporte del Señor*, mantuve mi mirada en Dios y Su verdad.

Esta era una guerra feroz contra mi cuerpo y yo tuve que tomar una decisión cada minuto de cada día. Podía permitir que esa montaña rusa me llevara a donde quisiera, derrotándome y debilitándome con cada giro y vuelta. O podía elegir vida y unir fuerzas con Dios.

Debes elegir vida.

Y debes hacer un esfuerzo consciente por creer en el reporte del Señor.

No es mi intención minimizar la devastación que causa recibir una noticia que pone tu mundo bocarriba. Recuerdo vívidamente estar sentada en mi auto ese día, después de lo que se suponía que era mi chequeo de mamografía de rutina, en completo shock e incredulidad. Entiendo la desesperanza que puede cobrar terreno dentro de ti. Pero en ese momento es vital recordar que, aunque el informe que tienes delante de ti pueda reflejar la realidad de tus circunstancias actuales, no tienes por qué someterte a las consecuencias terrenales de ese reporte. Puedes mantener tus ojos fijos en Jesús, elegir la vida y *CREER en el reporte del Señor*, que nos dice:

Mi cuerpo está pleno, sin imperfecciones. Jesús vino a darme la vida. Es la voluntad de Dios que yo sea sanada (o). Él creó el camino para que así sea, y en ese día de crucifixión, Jesús me rescató de las enfermedades e iniquidades y pagó el precio en ese mismo momento. Por Sus llagas, soy sanada (o).

Para mí, el reporte físico que sostuve en mis manos fue una sentencia de muerte: cáncer de mama metastásico en etapa IV, tumor maligno en mi espalda, un cáncer agresivo que se propagaba a través de mis ganglios linfáticos y un pronóstico sombrío acompañado de una palmadita superficial del médico en el hombro, que dijo: "haremos todo lo que podamos", mientras sus ojos transmitían un tácito "... pero no se ve bien para ti".

EL REPORTE

ABSOLUTAMENTE NO, pensé para mí misma. *¡No recibo eso!* Tengo más recuerdos que construir con mis hijas. También tengo nietos que ver crecer hasta convertirse en sus diseños maravillosos. Y, así mismo, tengo muchas más personas que presentar a Jesús. No había terminado... ni siquiera estaba cerca de hacerlo. Esto no había terminado y estaba lista para luchar por lo que el reporte del Señor me decía.

Poco después de mi diagnóstico, me encontré con un pasaje escrito por la ministra Nina Pinder, el cual me ayudó a darme cuenta de esto. Su perspectiva llegó directamente al corazón de lo que necesitaba escuchar en ese momento. Me apoderé de este mensaje y lo apliqué en cada uno de los días de mi curación. De hecho, todavía proclamo esta verdad sobre mi cuerpo. Lo comparto contigo a continuación con la esperanza de que estas palabras también sean una bendición para ti.

El siguiente pasaje es del artículo *Creeré en el reporte del Señor*, escrito por la ministra Nina Pinder:*

"Vivimos en un mundo lleno de reportes contrastantes. Satanás y el sistema del mundo dan su reporte, mientras que Dios y sus siervos dan un reporte diferente. ¿En cuál reporte creerás? Isaías 53:1 dice: '¿Quién ha creído a nuestro mensaje / y a quién se le ha revelado el poder del Señor?'.

¿Quién ha experimentado alguna vez el poder liberador de Dios? En el libro de Génesis 3:1-6, Satanás desafía la Palabra de Dios, por lo que es importante que conozcas lo que Dios dice. Si algún hombre te da un reporte que se opone a la Palabra de Dios, 'Dios es siempre veraz, aunque el hombre sea mentiroso' (Romanos 3:4). 'Dichoso el hombre / que no sigue el consejo de los malvados, / ... sino que en la ley del Señor se deleita, / y día y noche medita en ella' (Salmos 1:1-3).

Muchas personas pueden aconsejarte que hagas cosas que se oponen a la Palabra de Dios. Por ejemplo, creer que cierto tipo de enfermedad es incurable. En Romanos 4:17-21, aunque Abraham tenía 100 años y su esposa, Sara, 90, Abraham no consideró la vejez de su cuerpo o el vientre seco de Sara, sino que creyó el reporte del Señor, que dijo: '¡así de numerosa será tu descendencia!'. Abraham estaba convencido de que Dios era capaz de cumplir lo que prometió. El reporte de Dios dice 'por las llagas del Señor Jesús eres sanado' (lee Isaías 53:1, Isaías 53:4-5, Pedro 2:24). El reporte global dice que el cáncer es incurable, el VIH es incurable, la diabetes es incurable y todas las demás enfermedades. ¿El reporte de quién creerás?

En Marcos 5:25-34, la mujer con el problema de hemorragias escuchó el reporte de Jesús; mientras que los médicos no pudieron curarla, ella creyó, tocó la vestimenta de Jesús y fue sanada. En 2 Crónicas 16:12-13 se habla del Rey Asa, que sólo buscó ayuda de los médicos y nunca la del Señor; su enfermedad empeoró y luego él murió. Por lo tanto, confía en el Señor para tu curación, pues nada es demasiado difícil para Él.

Dios puso médicos aquí para ayudarnos; debemos ir a los médicos para averiguar qué está pasando con nuestros cuerpos. A pesar de lo que dice el médico, puedes creer el reporte del Señor y la Palabra de Dios para tu curación. Debes saber que es la voluntad de Dios que seas sanada (o), porque tu cuerpo es el templo del Espíritu Santo y no el templo de la enfermedad. Proverbios 4:22 dice que la palabra de Dios es 'salud del cuerpo' y obra para aquellos que la encuentran. El medicamento debe tomarse de acuerdo con las instrucciones del médico. Si dice que tomes dos tabletas tres veces al día durante una semana, debes hacer exactamente lo que él aconsejó. Tú crees que está funcionando aun cuando todavía sientes dolor. Esa es la instrucción del médico.

Exploremos ahora lo que Dios te está instruyendo a hacer. Al igual que píldoras, toma estos versículos tan a menudo como te sea posible, medita en ellos día y noche. Si la condición empeora, duplica la dosis; no creas en el reporte del diablo. El diablo siempre cuestiona la palabra de Dios. Romanos 8:2 dice: 'pues por medio de él [Dios] la ley del Espíritu de vida me ha liberado de la ley del pecado y de la muerte'. En Filipenses 1:21-26, Pablo no sabía qué elegir, pero finalmente eligió vivir. Tenemos autoridad; Dios nos la ha dado, úsala. 'Sí, les he dado autoridad a ustedes para pisotear serpientes y escorpiones y vencer todo el poder del enemigo; nada les podrá hacer daño' (Lucas 10:17-19).

Sea Dios hallado verdadero y cada hombre, un mentiroso. ¿En cuál reporte creerás? Yo creeré en el reporte del Señor".

*Fuente: Pinder, Nina. *I Shall Believe the Report of the Lord*, publicado el 27 de abril de 2017 en The Freeport News. Consultado el 13 de julio de 2021

Estoy de acuerdo con el punto de vista de la ministra Pinder de que Dios también está obrando en los médicos, y debemos buscar la experiencia de estas almas maravillosas y compasivas como parte de nuestro diagnóstico y tratamiento. Pero Dios también tiene un plan. Esos dos enfoques para la curación pueden ser muy diferentes y, a veces, estar en conflicto, ya que el poder sobrenatural de Dios aún no coincide con la mayoría de las prácticas médicas modernas, por lo que depende de nosotros no perder de vista la voluntad de Dios para la salud y la integridad en nuestros cuerpos.

En un capítulo posterior, compartiré cómo fusioné los planes de tratamiento prescritos por mis médicos con los planes de curación prescritos por Dios. Pero, primero, hay un ejercicio de autoridad que debes ejercer para preparar el camino para que el Señor haga una obra poderosa en tu vida: aprender a controlar las voces en tu mente y en el mundo exterior que te distraen y descarrilan tu enfoque en Dios.

Declaraciones sobre ti mismo y tu diagnóstico médico

Para creer en el informe del Señor:

Jesús nos ha dado autoridad sobre el poder del enemigo, y nada me hará daño de ninguna manera. Lucas 10:17-19.

Sea Dios hallado veraz y todo hombre, mentiroso. ¿En cuál reporte creeré? ¡Creeré en el reporte del Señor!

Para declarar la curación sobre tu cuerpo:

Los crecimientos y los tumores no tienen derecho a mi cuerpo. Son cosa del pasado porque he sido liberado(a) de la autoridad de las tinieblas. Colosenses 1:13,14.

Para aceptar la sanidad:

Me has dado vida abundante. Recibo esa vida a través de tu Palabra, fluye a cada órgano de mi cuerpo trayendo sanidad y salud. Juan 10:10 y Juan 6:63

Ejemplo de oración para la sanidad:

En el nombre de Jesús, las tinieblas deben huir de mi cuerpo. Expulso cada enfermedad, cada virus, cualquier bacteria, todas las células cancerosas, ¡deben dejar mi cuerpo en el nombre de Jesús! Y en su lugar, Espíritu Santo, envía tus poderes curativos sobrenaturales a fluir a través de mis venas, tocando cada parte de mi cuerpo de la cabeza hasta los pies. ¡Toca cada parte de mí que necesita tu toque sanador sobrenatural, incluso todos esos lugares que ni siquiera sé que necesitan curación! Lo ves todo: todos los lugares oscuros donde ningún ojo puede ver ni ninguna mano humana puede tocar. Lo ves, lo tocas y lo sanas todo. Gracias, Jesús, por mi sanidad. ¡Soy sano (a), soy pleno (a), y estoy caminando en salud divina todos los días de mi vida!

3 APAGANDO TODO

Cuando estás enfermo o pasando por momentos difíciles, los amigos y la familia quieren ayudar, naturalmente. ¡Qué bendición es esa! Pero si te dejas bombardear con su consejo, aunque bien intencionado, este fijará tu enfoque en las distracciones del mundo en lugar de las verdaderas respuestas que solamente pueden venir de Dios.

La cantidad de consejos útiles puede ser muy abrumadora:

"Pasé por eso, esto es lo que hice..."

"Tengo un amigo que está pasando por eso. Aquí está su número..."

"Lo busqué en Internet y...."

"¿Has probado esto?"

La información disponible en Internet o las personas ansiosas por compartir su rico conocimiento contigo no faltan. No protegerte de la embestida es como entrar en una zona de incendio amistoso. Las intenciones son buenas, pero el resultado puede ser mortal.

La capacidad de silenciar el ruido y mantener los ojos fijos en Jesús es una de las partes más importantes pero desafiantes del recorrido. Para ayudar a entender el tipo de enfoque que debemos mantener, imagina esta escena: un trabajador de rescate de primeros auxilios se encuentra con un terrible accidente y corre hacia el sobreviviente. Al ver a la víctima en estado de shock, ese trabajador de rescate le exige su completa atención. "Mírame a los ojos. Quédate conmigo. Vas a estar bien. ¡Estoy aquí contigo, mírame! ¡No te preocupes por nada más, sólo mírame! Eso es todo... mantén tus ojos enfocados en mí e ignora a los espectadores. Vamos a salir de esto".

Ese era el tipo de visión de túnel que necesitaba mantener con Jesús, y tuve que luchar por ella día y noche manteniéndome firme no sólo contra las palabras de quienes me rodeaban, sino también contra mis propios pensamientos. No podía permitir que mi mente fuera guiada por mis sentimientos. Sabía que si cooperaba con mis sentimientos de miedo, dolor y estrés, sería tan sólo cuestión de tiempo para que estos se apoderaran de mi cuerpo. Por lo que tomé una decisión consciente de elegir las maneras de Dios porque sabía que funcionaban.

Oh, los pensamientos iban y venían: *otro examen... otro tratamiento... ¿cirugía?* Tuve que mantener mi mente alimentada con Sus pensamientos a propósito, sumergiéndome diariamente en la Palabra, la alabanza y la adoración y programas y videos alentadores.

Esto es vital para tu batalla, pero no es fácil. El enemigo es incansable en sus intentos de enviar miedo, duda y pánico. ¿Por qué? Porque sabe que si puede distraer nuestra atención, no recibiremos todo lo que Dios tiene para nosotros.

Con el miedo en una esquina y la esperanza en la otra, debemos tomar la decisión de manera consistente y tenaz. Esa elección es más fácil cuando consideras la verdad en Juan 10:10:

La voz del miedo es enviada directamente por el enemigo, con el propósito de matar, robar y destruir. No tiene otro motivo.

La voz de la esperanza, por otro lado, viene de aquel que vino a dar vida en abundancia: Jesús.

Visualiza una pelea de boxeo, con el locutor del ring gritando: "¡En este rincón, tenemos al MIEDO! ¡Y en este otro rincón, a la ESPERANZA!". Mientras la multitud ruge, estás parado(a) en medio del ring y a punto de ser vencido(a) por uno u otro. La decisión es tuya, y es una que debes tomar diariamente, quizás cada hora. ¿Permitirías que tus pensamientos sean controlados por aquel cuyo único motivo es matar, robar y destruir? ¿O escucharías la voz de tu gran rescatador y escogerías abundancia en todas las áreas de tu vida, enfocándote sólo en Jesús y Sus promesas?

Apagar las voces internas

¿Sabías que el miedo es mencionado 365 veces en la Biblia? Esto es debido a que sin importar cuán firmemente creamos que estamos plantados en nuestra fe, estamos tentados todos los días del año a tener miedo. Somos atacados continuamente por estas tentaciones, incluso a través de actos simples y rutinarios como encender la televisión, navegar por las redes sociales, leer titulares mientras esperamos en las filas de la caja del supermercado, todo eso excluye el reporte del médico al frente de tu mente.

Hay una manera sencilla de resistir esta tentación, se encuentra en el Salmo 34:4: "Busqué al Señor, y él me respondió; / me libró de todos mis temores". Cuando surjan pensamientos de temor en tu mente, aléjalos rápidamente con pensamientos del Señor; declara alabanza y agradece que Él es más grande, que Su Palabra prevalece y que Él es el gran vencedor.

Quiero compartir una anécdota acerca de un suceso que ocurrió el primer día que mis hijas se unieron a mí para recorrer el centro de tratamiento del cáncer donde yo pasaría el futuro cercano. Lo primero que noté no fue una recepcionista cálida y acogedora, sino más bien un hombre parado en la distancia vestido con una bata de paciente, que lucía blanco como un fantasma. Inmediatamente después escuché a mi hija Cassie gritar: "¡Oh, Dios mío, ese hombre se desmayó!".

Rápidamente el hombre se recuperó, se puso de pie y comenzó a gritar de puro terror: "¡No puedo hacer esto! ¡Me voy!".

Huyó del edificio e instintivamente corrí detrás de él, mi hija Josi iba justo detrás de mí. Lo alcanzamos en el estacionamiento y tratamos de persuadirlo gentilmente para que se quedara o al menos hablara con nosotras. Sin hacer caso alguno a nuestras súplicas, se subió a un vehículo justo cuando llegaron los guardias de seguridad. Luego se dio cuenta de que estaba en el vehículo equivocado, salió corriendo para su automóvil y se marchó rápidamente antes de que los guardias pudieran hacer algo al respecto.

No tengo duda de que Satanás escenificó cada detalle de esa primera experiencia en el centro del cáncer para aterrorizarme. Evidentemente, entrar por la puerta y ser recibida por esos ojos aterrorizados debía haber invocado el mismo miedo que experimenté ese día en la cima de esa montaña cuando me enfrenté a la perspectiva de ser arrojada a mi muerte.

Pero el plan fracasó. Lo que el enemigo tramó para mal, Dios lo tornó para bien (Génesis 50:20). Esa experiencia abrió mis ojos a las garras estranguladoras del miedo que me derribarían si yo lo permitía. En cambio, me volví más decidida que nunca a no permitirle al miedo que controlara mis pensamientos, ni ese día ni ningún día que siguiera.

Fui puesta a prueba una y otra vez con los empedernidos intentos del enemigo de consumirme con temor. Ten en cuenta que es probable que experimentes lo mismo a medida que busques acercarte más a Dios. Pero, recordando el Salmo 34:4 y reemplazando el miedo con alabanza y agradecimiento, Dios SIEMPRE ganará, lo que significa que tú también lo harás.

Ese simple remedio es clave para apagar las voces internas, pero esas voces externas pueden ser más difíciles de controlar.

Minimizando las voces externas

Es necesario apagar, o al menos minimizar, la influencia del mundo exterior. Esto incluye las sugerencias no solicitadas, las curas para todo y los astutos ataques del enemigo que te arrojan temor y dudas. A medida que creces en fe, confianza y, por último, sanidad, este es un momento vital para protegerte de cualquier cosa que no sea la Palabra de Dios.

En mi experiencia, me conmovió profundamente (hasta el día de hoy) la efusión de amor y oraciones de mi red de amigos y familiares y los actos de bondad dulces y reflexivos como los obsequios, meriendas, mensajes y muchas oraciones. Atesoré estos actos de amor. Los momentos en que necesitaba dar un paso atrás, estar a solas en silencio y filtrar esas demostraciones de cariño no fue por falta de aprecio, sino más bien por una necesidad para mi supervivencia. Hubo momentos en que estaba demasiado débil para contestar el teléfono, demasiado enferma para tener una conversación. Tuve que aprender a estar bien con eso y permitirme retirarme cuando fue necesario. Pero también tuve que aprender a doblegar mi orgullo y permitirme buscar ayuda.

Como compartí anteriormente, siempre había sido la dadora, no la receptora. Transicionar al nuevo rol de receptor fue, ciertamente, un desafío para mí. Pero la verdad es que no es el diseño de Dios y no estamos destinados a caminar este trayecto, o cualquier trayecto, solos. Necesitamos a otros, pero admitir eso y aceptar la ayuda de los demás puede ser difícil, especialmente si eres como yo y estás más enfocado

(a) en servir a las necesidades de los demás.

Mediante mi tiempo de oración, Dios hizo un trabajo maravilloso orquestando exactamente a quienes necesitaba para ayudarme a pelear esta batalla y cómo organizar esa ayuda.

Mi rol: pasar de dador a receptor

Una de las primeras cosas que Dios me mostró fue que necesitaba dejar de lado mi orgullo y permitirme no sólo pedir ayuda, sino también ser muy específica acerca de lo que necesitaba. Me obligué a contactar a otros cuando lo necesitaba, ya fuera para orar, meriendas, limpiezas de la casa o mandados.

Aprendí del testimonio de un amigo de hacía algunos años sobre la importancia de escribir cartas a la familia detallando lo que necesitaba y lo que no. Esta es una poderosa herramienta de comunicación que ayuda a empoderar a los miembros de la familia en el exterior que se preocupan y quieren ayudar pero no saben cómo hacerlo. Tu voz y tu corazón, compartidos a través de una carta, les permite bendecirte dentro de los límites que necesitas establecer.

Siguiendo este sabio consejo, mi familia trabajó en conjunto para desarrollar un plan. Mis hijas se turnaban para proporcionarme comidas, suministros, medicamentos y llevarme a citas médicas y tratamientos de quimioterapia. Aprovechamos el conocimiento de mi cuñada, Diane, para navegar por la miríada de preguntas y procesos de seguros. Ella resultó ser una hacedora de milagros asegurándose de que todos mis gastos fueran cubiertos por mi plan. Una querida amiga, Katie, colaboró para mantener mi casa limpia, lo cual fue un regalo del cielo al no tener que pensar en eso mientras me recuperaba de la quimioterapia.

Hay innumerables tareas con las que las personas pueden ayudarte, ya sean familiares, amigos, vecinos o miembros de la iglesia. La parte más difícil puede ser tener la humildad suficiente para pedir la ayuda y permitir que te bendigan con sus dones y talentos únicos. Pero debes hacerlo. Los necesitarás, no es la voluntad de Dios para ti que sufras en silencio. Pide ayuda. Crea un plan. Y dale gracias a Dios regularmente por aquellos a quienes Él ha llamado a servirte.

El rol de mi equipo: formar la red de apoyo

La directiva de Dios sobre quién estaría en mis círculos íntimos y cómo podríamos estructurar la organización de la comunicación fue igual de importante. Es increíble lo estratégico que fue, como si estuviéramos formándonos en posición de batalla.

En las líneas delanteras estaban mis tres hijas. Ellas fueron mi piedra angular, al igual que mi primera línea de comunicación. Sirvieron como el canal para la comunicación con el resto de la familia y nuestros amigos cercanos. Toda comunicación pasó por ellas. De esta manera evité ser bombardeada con mensajes y llamadas telefónicas que no estaba preparada para responder. Ellas transmitían información y actualizaciones después de nuestras citas médicas y rotaban las visitas y las tareas de cuidado o traían a mis nietos para acurrucarse y ver películas, compartir algunas risas o practicar sus habilidades de enfermería.

Tenía un segundo círculo de guerreros que Dios escogió. Me mostró cinco mujeres: Kathy, Melissa, Kristi, Sally y Theresa, quienes se reunían regularmente para adorar y orar, e intercedían por mí en cada lucha emocional o física, incluyendo cada sesión de quimioterapia y los horribles efectos secundarios que desafiaban mi fuerza.

Quizás lo más poderoso de todo fue lo que llamo mi "Red de Ángeles": miembros del ministerio de alcance comunitario que codirijo con mi hija Angie (*Project Outreach*), mi iglesia, mis amigos y grupos de oración y su multitud de conexiones a nivel mundial que oraron en mi nombre gracias al poder de las redes sociales. La Palabra dice que cuando dos o más se ponen de acuerdo acerca de algo en oración, Él escucha y Él responde (Mateo 18:19). Imagina ese hermoso sonido de miles de oraciones siendo elevadas a los reinos celestiales en mi nombre. Ese pensamiento todavía me pone la piel de gallina: ¡qué Dios tan maravilloso y fiel servimos!

Cada una de estas redes fue igualmente valiosa y jugó un papel crítico en mi trayectoria de sanidad. Fue un juego de ajedrez cuidadosamente orquestado con cada pieza perfectamente colocada y el final del juego, ya guionizado para ganar a mi favor con jaque mate.

No puedo enfatizar suficientemente la necesidad de la oración colectiva a lo largo de tu viaje. Fue durante estos tiempos, rodeada de las poderosas oraciones de los demás, que sentí la presencia real y física de Dios. Hubo momentos en que sentí que se levantaba de mí una pesadez, vi que la oscuridad se volvía más clara o experimenté un toque curativo sobrenatural en lo profundo de mi cuerpo físico.

El plan bien orquestado que compartí anteriormente, que me ayudó a crear las capas de mi red de apoyo, junto con muchos otros, me fue revelado durante reuniones de grupo de oración, durante la comunión del domingo por la mañana o en medio de los tiempos de adoración, rodeada de cientos de personas alabando a Jesús.

Dios unge y designa a otros a nuestro alrededor para hacer Sus buenas obras. También es un maestro en abrir un camino cuando parece que no lo hay. Si no tienes una red de apoyo como la mía, a continuación, hay algunas preguntas que pueden ayudarte a comenzar a desarrollar esa red. Recomiendo tomarse un tiempo para pensar y orar por cada una. Tus respuestas honestas a estas preguntas indicarán dónde es más necesario una mayor entrega y oración, y recuerda que Su poder se perfecciona en nuestra debilidad (2 Corintios 12: 9-11).

- **¿Te sientes cómodo(a) pidiendo ayuda?** Sé honesto(a). Esta pregunta es crucial. La capacidad de transicionar de dador a receptor puede no sentirse natural, pero es una transición que debe ocurrir. ¡Todo lo puedes en Cristo que te fortalece! (Filipenses 4:13)

- **¿En quién confío?** Estos(as) son candidatos(as) para tu red central; aquellos(as) que respetarán tus deseos y ayudarán a comunicarte con los demás cuando estés indispuesto(a).

- **¿A quién conozco que es un gran oyente?** También candidatos para tu red central, los oyentes empáticos son aquellos con quienes puedes ser abierto y honesto y no dirigen la conversación sobre sí mismos o sus sentimientos. En otras palabras, te traen consuelo en lugar de estrés o preocupación.

- **¿Quiénes son los verdaderos dadores en mi vida?** Estas son personas que "dan" por el simple gozo de ser una bendición para los demás en lugar de aquellos que esperan algo a cambio. Los dadores genuinos se sentirán honrados de servirte para bendecirte por medio de meriendas, tareas domésticas, etc.

- **¿Hay personas de fe a mi alrededor de las que pueda procurar fortaleza?** Estos individuos son tus guerreros de oración del "segundo círculo". Son a quienes puedes recurrir cuando necesites fuerza, esperanza y aliento. Ellos creen en el reporte del Señor y pueden permanecer en la brecha incluso cuando tú no.

Estas son sólo algunas indicaciones para comenzar. Confío en que Dios hará el resto. No seas tan orgulloso(a) como para pedir oración. Sé transparente con tus líderes de iglesia sobre tu situación y comparte tu batalla con familiares y amigos. Si no asistes a la iglesia tú mismo, lo más probable es que conozcas a alguien que sí lo haga. Comunícate con ellos y pregúntales si te agregarían a su cadena de oración creyente de la Biblia. Muchas buenas iglesias también tienen muros de oración en su sitio web o aceptan solicitudes de oración a través de las redes sociales.

Ora para que Dios te traiga los recursos correctos y ten la expectativa de que Él ya está trabajando en tu nombre, con palabras como "Dios, te agradezco por los recursos que estás proveyendo. Ya estás poniendo a las personas correctas y los recursos de oración en su lugar para mí". Y, después, mantén tu corazón y tus ojos abiertos para esas respuestas, que pueden venir de maneras inesperadas. En mi caso, por ejemplo, estaba sentada afuera en el porche con mi hija y una vecina se acercó a mí en su caballo y me preguntó si podía orar conmigo. Su nombre era Nevaeh ('heaven' –'cielo' en inglés– escrito al revés y se pronuncia [nuh-VAY-ah]) y sólo tenía 14 años. Pero su oración valiente y poderosa estaba muy llena de fe. Sé que esa jovencita trajo el cielo a la tierra directamente a mi cuerpo en ese momento.

Lo único que no puedes hacer es perder el tiempo permitiendo que tu mente se consuma con pensamientos como "pobre de mí". En su lugar, usa esa energía para moverte y seguir adelante en oración y agradecimiento. No son nuestras lágrimas las que mueven a Dios, es nuestra fe. Esto es afirmado en tres diferentes pasajes bíblicos donde, después de las curaciones milagrosas, Jesús proclama "tu fe te ha sanado": 1) la curación de los leprosos (Lucas 17: 11-19), 2) la mujer con el problema de hemorragia (Mateo 9: 20-22), y 3) el hombre ciego (Marcos 10: 46-52).

Las promesas de Dios son verdaderas. Es la voluntad de Dios que mi cuerpo sea pleno, y mi fe y confianza en Sus promesas son la clave para realizar Su voluntad. El precio por mi sanidad ya fue pagado, gracias, Jesús. La Palabra de Dios dice que Él es un recompensador de aquellos que diligentemente lo buscan. Busqué mi sanación día y noche, y alabado sea Dios, ¡puedo asegurarte que Su Palabra obra!

Ahora, con tus ojos fijos en Jesús, tus pensamientos enfocados en la voluntad de Dios y no en el consejo del mundo, estás listo(a) para perdurar en el camino por delante.

Declaraciones para ayudarte a enfocarte en Dios

Para la sabiduría:

Y si alguno de ustedes carece de sabiduría, pídala a Dios, El cual da a todos abundantemente y sin reproche, y le será dada. Santiago 1:5.

Para el enfoque:

Finalmente, hermanos y hermanas, todo lo que sea verdadero, todo lo que sea noble, todo lo que sea justo, todo lo que sea puro, todo lo que sea hermoso, todo lo que sea admirable, si algo es excelente o digno de alabanza, sólo piensen en tales cosas. Filipenses 4:8.

Tenemos la mente de Cristo [para ser guiados por Sus pensamientos y propósitos]. 1 Corintios 2:16.

Para la fortaleza:

El gozo del Señor es mi fortaleza. Nehemías 8:10.

Para encontrar los recursos/personas adecuados:

Y mi Dios suplirá cada una de sus necesidades conforme a Sus gloriosas riquezas en Cristo Jesús. Filipenses 4:19.

Para bendecir a los que te ayudan:

De la misma manera, dejen que su luz brille ante todos, para que puedan ver sus buenas obras y dar gloria al Padre que está en los cielos. Mateo 5:16.

Afirmando el poder de la oración:

Por lo tanto, les digo lo que pidan en oración, crean que lo han recibido, y será suyo. Mateo 11:24.

4 LA RECETA MÉDICA DE DIOS

Entendiendo el hecho de que el cáncer dentro de mí se propagaba agresivamente, mi oncólogo se apresuró a recomendar mi tratamiento: quimioterapia inmediata seguida por radiación y una mastectomía bilateral (doble). En ese momento no lo sabía, pero como me di cuenta después, mi pronóstico era sombrío. Aun si completaba el tratamiento recomendado, mi tasa de supervivencia a cinco años era de apenas el 20 %.

Aunque este protocolo de tratamiento era "típico" para un paciente con cáncer en mi situación, simplemente no me sentó bien. Supongo que esperaba quimioterapia, pero la idea de radiación y la extirpación quirúrgica de mis senos no era algo que estaba lista para aceptar en ese momento. Cualquiera que fuera el tratamiento al que eligiera someterme, quería que fuera dirigido por Dios y no por mí, y definitivamente que no fuera guiado por el espíritu de temor del enemigo.

Comencé a orar no solamente por sabiduría para tomar las decisiones correctas, sino también por el equipo médico que encontraría en cada etapa del proceso. Pedí que cada médico, enfermera y técnico encargado de mi cuidado estuviera lleno de conocimiento, sabiduría y compasión. Dios es muy bueno, y atendió mis oraciones con un equipo de profesionales increíble que no sólo fueron las "manos y los pies" de Jesús, sino que también modelaron Su genuino cuidado y bondad. Este es otro recordatorio de que no tienes que sentarte y aceptar todo lo que se te presente. ¡A través de la oración y el agradecimiento, puedes activar Su voluntad de bondad en tu vida y a lo largo de cada encuentro por delante!

Continué luchando con las decisiones de tratamiento, recordándome a mí misma continuamente que la Palabra nos exhorta a que por nada estemos ansiosos (Filipenses 4:6) y a que nos concentremos sólo en la jornada de hoy, porque el mañana tendrá sus propios problemas (Mateo 6:34). Con ese consuelo, le entregué el día a Dios y acepté comenzar la quimioterapia de inmediato, a sabiendas de que Él estaría conmigo en la quimioterapia y mientras tomaba las restantes decisiones futuras.

El 12 de marzo del 2020 me reuní con mi médico para discutir el plan de tratamiento, y al día siguiente se colocó mi catéter para la quimioterapia. Esta fecha es significativa porque fue alrededor de la misma que comenzó la pandemia (también conocida como pandemia por COVID-19) que detuvo la vida que conocíamos, incluyendo las prácticas médicas estándar. Bajo las nuevas regulaciones médicas, me encontraría enfrentando el futuro previsible sola, sin mis hijas a mi lado ni ningún consuelo físico durante mis tratamientos. Incluso las sonrisas tranquilizadoras o toques gentiles de las enfermeras y los técnicos se escondían detrás de capas de máscaras y equipos de protección.

El momento más difícil de mi vida se hizo exponencialmente más difícil en un mundo dominado por el pánico y el caos masivo. Ya no era sólo mi enfermedad tratando viciosamente de llenarme de miedo, sino que también era la enfermedad que corría desenfrenada por todo el mundo destruyendo todo a su paso: vidas, familias, comunidades y economías. Si tuviera que elegir el peor momento posible para ser golpeada con cáncer, sería este.

Pero, como había aprendido tantas veces en mi vida, Dios jamás nos deja caminar solos a través de la oscuridad. En este mundo, afrontaremos aflicciones (Juan 16:33), pero NADA puede separarnos del amor de Dios (Romanos 8:38-39). Él no nos dejará ser puestos a prueba más allá de lo que podemos soportar, sino que nos proporcionará una manera de soportar la prueba (1 Corintios 10:13). Esa promesa, que Él proporcionaría una manera de soportar todo lo que estaba enfrentando en este momento, es a lo que me aferré con desesperación. Sabía que tenía que amplificar mis oraciones, y comencé con un pequeño pero poderoso libro de bolsillo titulado *El poder creativo de Dios para la curación*, de Charles Capps.

Agrega la receta médica (prescripción) de Dios al plan

A través de los años había aprendido la importancia de declarar las Palabras de Dios sobre mi cuerpo. La serie de libros de Charles Capps ayuda a enseñar cómo nuestras palabras dichas en voz alta manifiestan el poder milagroso de Dios a través de nuestros cuerpos y Sus promesas en nuestras vidas. Estos prácticos libros de referencia han sido mis favoritos durante años y siempre tengo suficientes a mano para regalar a otros en el camino. Pero en ese entonces vi este librito bajo una luz completamente nueva cuando comencé a leer los versículos que restaurarían mi propia vida.

Le pedí al Señor que me mostrara qué versículos quería que orara para facilitar la sanidad que había planeado para mí. Él respondió a mi oración fielmente con directivas muy claras. Me ayudó a seleccionar 30 versículos y me guio a declarar las promesas en cada una de ellas, tres veces al día.

Prescripción médica: toma 30 versículos, 3 veces al día. Efectos secundarios nocivos: ninguno

Tomé esta receta como medicina. Había una guerra feroz contra mi cuerpo y tuve que regresar el golpe con fuerza con el arma más poderosa que tenemos: la Espada del Espíritu, que es la Palabra de Dios. Entiendo que la idea de comprometerse con "30 versículos, 3 veces al día" puede ser abrumadora, así que conquistemos ese pensamiento ahora mismo. Esta prescripción requería **sólo cuatro minutos** de mi tiempo, tres veces al día. En total, eso es 12 minutos al día y ¿qué obtuve a cambio de esa inversión? Mi vida. Ten en cuenta esa perspectiva cuando estés armando sesiones de cuatro minutos para luchar por tu vida.

Pero esta receta no es sólo para los enfermos. ¡También es un arma poderosa para el cuidado preventivo! Te animo a leer estos versículos y guardar aquellos que son relevantes para ti y tu bienestar y recitarlos a tu cuerpo diariamente.

No hay duda en mi mente de que incluir la prescripción de Dios al plan de tratamiento de mi médico fue la razón verdadera de mi curación milagrosa, cuyo propósito no era sólo para mi supervivencia, sino también para la tuya o la de tus seres queridos. La Biblia dice que las Palabras de Dios son medicina para nuestra carne. ¡Soy la prueba viviente de que Sus Palabras son verdad!

Recomiendo encarecidamente que compres una copia de los libros de Charles Capps, pero compartiré a continuación los versículos que Dios me recetó a mi específicamente. Si estás pasando por un cáncer o cualquier otro problema de salud física, estos funcionarán para ti también. No tienes que seguir mi receta completa. Simplemente elige aquellos que se relacionen con tu situación, declama los versículos **en voz alta** (Romanos 10:17, la fe viene por el oír), **cree** que Dios también quiere sanarte y recibe todo lo que Él tiene para ti. ¡Nuestro Dios es el gran Hacedor de Milagros!

1. Jesús es el Señor de mi vida. Las enfermedades no tienen poder sobre mí. Soy perdonada(a) y libre de pecado y culpa. Estoy muerto(a) al pecado y vivo (a) para la justicia. Colosenses 1:21-23.

2. Soy libre de falta de perdón y conflicto. Perdono a los demás como Cristo me perdonó a mí, porque el amor de Dios es derramado en mi corazón por el Espíritu Santo. Mateo 6:12, Romanos 5:5.

3. Jesús cargó mis pecados en Su cuerpo sobre la cruz; por lo tanto, estoy muerto(a) al pecado y vivo(a) para Dios, y por Sus llagas he sido sanado(a) y restaurado(a). 1 Pedro 2:24; Romanos 6:11; 2 Corintios 5:21.

4. Jesús cargó mi enfermedad y acarreó mi dolor. Por lo tanto, no doy lugar a la enfermedad o al dolor. Porque Dios envió Su Palabra y me sanó. Salmos 107:20.

5. Ningún mal me sobrevendrá ni ninguna plaga se acercará a mi morada porque Has encomendado a Tus ángeles sobre mí. Me guardan en todos mis caminos. En mi camino hay vida, sanidad y salud. Salmos 91:10-11; Proverbios 12:28.

6. Jesús tomó mis debilidades y soportó mis enfermedades. Por lo tanto, me rehúso a permitir que la enfermedad domine mi cuerpo. La vida de Dios fluye dentro de mí trayendo sanidad a cada fibra de mi ser. Mateo 8:17; Juan 6:63.

7. Soy redimido(a) de la maldición. Gálatas 3:13 fluye en mis venas. Fluye a cada célula de mi cuerpo, restaurando vida y salud. Marcos 11:23; Lucas 17:6.

8. La vida de 1 Pedro 2:24 es una realidad en mi carne, restaura cada célula de mi cuerpo.

9. Presento mi cuerpo a Dios porque es el Templo del Dios Viviente. Dios mora en mí y Su vida impregna mi espíritu, alma y cuerpo llenándome de la plenitud de Dios diariamente. Romanos 12:1-2; Juan 14:20.

10. Mi cuerpo es el templo del Espíritu Santo. Exijo a mi cuerpo liberar las sustancias químicas correctas. Mi cuerpo está en un perfecto balance químico. Mi páncreas segrega la cantidad adecuada de insulina para la vida y la salud. 1 Corintios 6:19.

11. Padre Celestial, por medio de Tu Palabra me has impartido Tu vida. Esa vida restaura mi cuerpo con cada aliento que respiro y cada palabra que digo. Juan 6:63; Marcos 11:23.

12. Lo que Dios no Ha plantado se disuelve y es arrancado de mi cuerpo en el nombre de Jesús. 1 Pedro 2:24 está insertado en cada fibra de mi ser y estoy vivo(a) con la vida de Dios. Marcos 11:23; Juan 6:63.

13. Jesús cargó la cruz en mi lugar; por lo tanto, prohíbo crecimientos y tumores en mi cuerpo. La vida de Dios dentro de mí disuelve crecimientos y tumores, y mi fuerza y salud son restauradas. Mateo 16:19; Juan 14:13; Marcos 11:23.

14. Los crecimientos y tumores no tienen derecho en mi cuerpo. Son cosa del pasado porque soy libre de la autoridad de las tinieblas. Colosenses 1:13-14.

15. Cada órgano y tejido de mi cuerpo funciona a la perfección para la cual Dios los creó. Prohíbo cualquier mal funcionamiento en mi cuerpo en el nombre de Jesús. Génesis 1:28-31.

16. Padre, Tu Palabra se ha convertido en parte de mí. Está fluyendo en mis venas. Fluye a cada célula de mi cuerpo restaurando y transformando mi cuerpo. Tu Palabra se ha hecho carne, porque enviaste Tu Palabra y me sanaste. Santiago 1:21; Salmos 107:20; Proverbios 13:3.

17. Tu Palabra se manifiesta en mi cuerpo haciendo que crecimientos malignos desaparezcan. La artritis es cosa del pasado. Exijo a mis huesos y articulaciones funcionar correctamente en el nombre de Jesús. Marcos 11:23; Mateo 17:20.

18. Padre Celestial, al dar voz a tu Palabra, la ley del Espíritu de vida en Cristo Jesús me libera de la ley del pecado y de la muerte. Y Tu vida energiza cada célula de mi cuerpo. Romanos 8:12.

19. ¡Artritis, debes irte! ¡Enfermedades, deben huir! Tumores no pueden existir en mí, porque el Espíritu de Dios está sobre mí y la Palabra de Dios está dentro de mí. La enfermedad, el miedo y la opresión no tienen poder sobre mí, porque la Palabra de Dios es mi confesión. Marcos 11:23.

20. Mi presión arterial es de 120 sobre 80. La vida de Dios fluye en mi sangre y limpia mis arterias de toda la materia que no pertenece a la vida. Marcos 11:23.

21. Ordeno a mis células sanguíneas que destruyan toda enfermedad, germen y virus que intente habitar mi cuerpo. Ordeno que cada célula de mi cuerpo sea normal en el nombre de Jesús. Romanos 5:17; Lucas 17:6.

22. Cada célula que no promueve la vida y la salud en mi cuerpo es aislada de su fuente de vida. Mi sistema inmunológico no permitirá que crecimientos tumorales vivan en mi cuerpo en el nombre de Jesús. Lucas 17:6; Marcos 11:23.

23. Soy redimido(a) de la maldición de la ley y mi corazón late con el ritmo de la vida. El espíritu y la vida de la Palabra de Dios fluyen en mí limpiando mi sangre de toda enfermedad e impureza. Proverbios 4:20-23.

24. El mismo Espíritu que resucitó a Jesús de entre los muertos vive en mí, impregna Su vida en mí a través de mis venas, envía sanidad por todo mi cuerpo. Romanos 8:11.

25. En el nombre de Jesús prohíbo que mi cuerpo sea engañado de cualquier manera. Cuerpo, no serás engañado por ningún germen, virus o enfermedad. Tampoco trabajarás en contra de la vida o la salud de ninguna manera. Cada célula de mi cuerpo apoya la vida y la salud. Mateo 12:25; 35

26. Mi sistema inmunológico se fortalece día a día. Le hablo vida a mi sistema inmunológico. Prohíbo confusión en mi sistema inmunológico. El mismo Espíritu que resucitó a Cristo de entre los muertos mora en mí y aviva mi sistema inmunológico con la vida y la sabiduría de Dios, que guarda la vida y la salud de mi cuerpo.

27. Cuerpo, te hablo la Palabra de fe. Exijo que cada órgano realice una obra perfecta, porque eres el templo del Espíritu Santo; por lo tanto, te encargo en el nombre del Señor Jesucristo y por la autoridad de Su santa Palabra que seas sano y pleno en el nombre de Jesús. Proverbios 12:18.

28. Padre, resisto al enemigo en todas las formas en que venga contra mí; requiero que mi cuerpo sea fuerte y saludable, y lo hago cumplir con tu Palabra. Rechazo la maldición y refuerzo la vida en este cuerpo. Santiago 4:7.

29. No moriré, sino que viviré y declararé las obras de Dios. Salmos 118:17.

30. Has perdonado todas mis iniquidades; Has sanado todas mis enfermedades; Has redimido mi vida de la destrucción; Has satisfecho mi boca con cosas buenas para que mi juventud se renueve como las

águilas. Salmos 103:2-5.

Declaraciones adicionales para ayudarte durante este tiempo

Ansiedad

Por nada estén ansiosos; más bien, en todo mediante oración y ruego, con agradecimiento, hagan conocer sus peticiones a Dios; y la paz de Dios, que sobrepasa todo entendimiento, guardará sus corazones y sus mentes en Cristo Jesús. Filipenses 4:6-8.

Sufrimiento

El sufrimiento vendrá, pero también compartiremos la gloria de Cristo. 1 Pedro 4:12-13.

Todo lo que sucederá será para nuestro bien, para hacernos más como Jesús. Romanos 8:28-30.

Fe

Nada puede separarnos del amor de Dios. Romanos 8:38-39.

Él no nos dejará ser tentados, es decir, probados, más allá de lo que podemos soportar, sino que nos proporcionará una manera de soportarlo. 1 Corintios 10:13.

Fuerza

Él nos dará todo lo que necesitamos para la vida y la piedad. 2 Pedro 1:3.

En nuestra debilidad, Él nos dará fuerza. 2 Corintios 12:9-10, 2 Corintios 4:7-12; Fil 4:11-13; Col 1:11-14.

Pero Él me dijo: "Mi gracia es suficiente para ti, porque mi poder se perfecciona en la debilidad". Por lo tanto, me jactaré con mayor gusto de mis debilidades, para que el poder de Cristo descanse sobre mí. Por el bien de Cristo, entonces, estoy contento con debilidades, insultos, dificultades, persecuciones y calamidades. Porque cuando soy débil, entonces soy fuerte. 2 Corintios 12:9-10.

5 RESISTIENDO LOS TRATAMIENTOS

Comencé los tratamientos de quimioterapia, lista para luchar. Había combatido el miedo, controlado mi mente, no me había dejado vencer por la incertidumbre y estaba armada con la Palabra de Dios. Entré al centro de tratamiento en mi primer día, lista para ir más allá de la preparación y para estar a un paso más cerca de la victoria. Este fue el principio del fin de esta enfermedad que estaba destruyendo mi cuerpo.

Mi catéter puerto para administrarme los medicamentos había sido puesto; mi corazón estaba acelerado y mi mente permanecía enfocada en Dios y recitando Sus promesas.

Dos horas después de haber sido "conectada", lista para comenzar, una enfermera regresó para dar la noticia de que los tratamientos no podían comenzar según lo planeado porque, con el plan de tratamiento agresivo, no tenían suficientes viales de medicamentos para completar la sesión. Me tenía que ir a casa, me obligaron a repetir todo al día siguiente.

Estaba devastada. Fue como una bofetada dura y fría en la cara y un recordatorio inesperado de que no tenía el control de absolutamente nada.

Cuando miro hacia atrás, no puedo evitar pensar que necesitaba ese recordatorio. Aunque mi fe nunca dudó, puedo ser culpable de formular mis propios planes incluso cuando no es mi intención. Como dice Mateo 26:41: "El espíritu está dispuesto, pero la carne es débil".

Rendirme y comprometerme nuevamente a Dios era necesario. En esta batalla, las cosas no siempre salieron como esperaba. Mis oraciones no siempre fueron respondidas de la manera que yo quería que lo fueran. Pero nunca dudé ni por un momento de que Dios haría lo que prometió. Él estaba conmigo, tenía la victoria planeada para mí y confié en cada una de sus palabras. Incluso cuando las cosas no salieron como esperaba.

Eso es lo que quiero decir cuando digo no importa qué camino tengas por delante ni los obstáculos que puedas encontrar en el camino, debes permanecer cerca de Dios, declarar continuamente Su Palabra y promesas en tu situación, y nunca perder la esperanza.

Al compartir con otros la historia de mi camino hacia la sanación, este capítulo es el más difícil de compartir. Ciertamente los tratamientos fueron agonizantes. El proceso estuvo lleno de giros y vueltas que no esperaba, también de resultados que no quería. Pero este capítulo no se trata de esos detalles. Se trata de soportar cualquier prueba por la que estés pasando.

Y sea cual sea la prueba, aférrate al Salmo 23:4:

Aun si voy por valles tenebrosos,
   no temo peligro alguno
   porque tú estás a mi lado;
tu vara de pastor me reconforta.

Una "vara de pastor" puede no sonar reconfortante, pero echemos un vistazo más de cerca a lo que eso representa. Hay muchas interpretaciones, pero las perspectivas que comparto a continuación me parecen particularmente útiles.

- **La vara es nuestra protección**. La vara se usaba para defender a las ovejas de los depredadores. Dado que las ovejas no son muy inteligentes, dependía del pastor defender adecuadamente a su rebaño, por lo que una vara bien fuerte se convirtió en un arma sólida contra cualquier enemigo. De esta manera, la vara es un símbolo de la protección de Dios. Él va delante de ti para defenderte de tus enemigos.

- **El cayado es nuestro rescate**. Dios también usa Su cayado para rescatarnos de situaciones difíciles o peligrosas. En el campo, un pastor usaba el extremo rizado del bastón para sacar una oveja de una maleza espesa o para levantarla si se caía o se lastimaba. Dios nos rescata de la misma manera. Cada vez que tenemos problemas, Él ha prometido estar allí para salvarnos del maligno y llevarnos a un lugar seguro.

Fuente: Llanuras de fe, Entendiendo el Salmo 23: ¿Qué significan realmente la vara y el cayado? Publicado el 3 de junio de 2018.

Anímate si te estás embarcando en tu propia batalla. Hay días que se sienten como si nunca fuesen a terminar. [Alerta de spoiler] Sin embargo, prácticamente estoy saltando de mi asiento con entusiasmo para compartir con ustedes que ahora, libre de cáncer, a veces debo recordarme a mí misma que esos días alguna vez existieron.

Confía y cree en que Dios no sólo te está esperando del otro lado del camino, sino también que Él está contigo en cada segundo que pasa.

Mi decisión

He subtitulado esta sección como "Mi decisión" por una razón. Las decisiones para mi plan de tratamiento fueron tomadas por mí, basadas en la guía del Espíritu Santo. Vivirás un viaje personal y tus decisiones pueden ser bastante diferentes a las mías. Es importante seguir la voluntad de Dios para ti y no revivir las experiencias destinadas a otro.

Mis decisiones fueron a veces controversiales, incluso dentro de mi propia familia. Mis hijas, llenas del Espíritu, oraron conmigo y por mí durante todo este viaje, pero hubo momentos en que nuestras creencias no estaban alineadas. Cada una de nosotras creíamos que estábamos escuchando a Dios, pero cada una creía cosas diferentes. No siempre estuvieron de acuerdo con las decisiones que tomaba. Esto podría haber causado grandes conflictos y luchas, pero por la gracia de Dios, encontramos una solución pacífica. Al final, mis hijas unieron su fe a la mía y apoyaron mis decisiones, incluso cuando no estaban del todo de acuerdo con ellas. Sabrás más sobre esto en el testimonio de mis hijas, al final de este libro.

Conté todo esto para decir que mis decisiones no reflejan el plan de Dios para tu vida. Comparto esto sólo para ayudarte a ver el amor y el poder de Dios, y también la capacidad del Espíritu Santo para GUIARTE hacia a tu sanidad, así como lo hizo conmigo.

Debido a la naturaleza agresiva de mi cáncer, mi oncólogo me recomendó un plan de tratamiento igualmente agresivo: la quimioterapia prescrita a los niveles máximos que mi cuerpo aceptaría. Después de la quimioterapia, me sometería a radiación y una mastectomía bilateral.

Ese era el plan de mi médico. Mi plan era bastante diferente. Mi espíritu estaba en paz con la quimioterapia, pero seguía resistiéndose al resto del plan de mi médico. Desde el comienzo de mi diagnóstico, estaba decidida a hacer esto a la manera de Dios y quería que cada decisión sobre mi tratamiento fuera impulsada por el Espíritu Santo. Oré por la recomendación dada por el médico hasta que sentí el consejo del Espíritu Santo. No quería que ninguna decisión o acción se alejara de la dirección de Dios.

Acepté programar una cita con otro médico para poder obtener más información sobre la radiación que se había planificado. Mientras estaba sentada en esa oficina cumpliendo con mi obligación de al menos escuchar, el Espíritu Santo me susurró al oído que, a pesar de que el informe decía que necesitaba el golpe fuerte 1-2-3 de esos tres procedimientos para al menos tener una oportunidad de sobrevivir, "la quimioterapia es todo lo que vas a necesitar".

Dios, cuánto amo ese consejo del Espíritu Santo. Si esto es nuevo para ti, te recomiendo el libro *El Dios que nunca conocí*, de Robert Morris. El autor explica bellamente los "misterios" del Espíritu Santo y cómo una verdadera amistad con Él puede cambiar tu vida. Estoy aquí para testificar que entender cómo acceder a este poderoso consejero y tomar su opinión como la mejor fuente de verdad es una estrategia de juego ganadora.

Mi médico aceptó mi decisión de centrarme en la quimioterapia por el momento. Si era necesario (que era más para su comodidad que para la mía porque sabía lo que el Espíritu Santo me había revelado), abordaríamos las opciones de tratamiento adicionales en el futuro.

El verdadero Día uno

Después del ensayo general del día anterior, el 17 de marzo de 2020 marcó el primer día de mi quimioterapia, sólo unos días después de que el brote de COVID-19 fuera declarado una pandemia. Pasaría las siguientes ocho horas completamente sola mientras me inyectaban químicos en el cuerpo con la misión de destruir las células cancerosas que se interponían entre las promesas de victoria de Dios y yo.

Yo era una guerrera decidida, equipada con mi espada espiritual ("… la palabra de Dios es viva y poderosa, y más cortante que cualquier espada de dos filos" Hebreos 4:12). Pasé gran parte de esas ocho horas orando fervientemente para que ninguna arma forjada contra mi cuerpo prosperara, en el nombre de Jesús. Y que la sangre de Jesús cubriera la quimioterapia al entrar en mi cuerpo. También me consoló mucho saber que las redes que había formado (ver Capítulo 3) estaban haciendo lo mismo.

Pero esas redes también me trajeron algo más, incluso aunque estábamos distanciados por límites físicos. Mi hija, Angie, había publicado una solicitud en Facebook a los miles de miembros de nuestro grupo misionero comunitario (*Project Outreach Naples*) para orar por mí y enviar chistes y otras cosas divertidas para ayudar a desviar mi atención y pasar el tiempo durante los tratamientos de quimioterapia.

Risa. Quimio. Si hay dos palabras que no parecen tener relación, son esas dos. Pero Angie conocía la Palabra de Dios y sabía exactamente lo que yo necesitaba.

La risa es medicina

La mayoría de nosotros probablemente haya escuchado la frase en un momento u otro "la risa es una buena medicina" o "la risa es buena para el alma". Pero ¿sabías que este es el diseño de Dios?

"Gran remedio es el corazón alegre, / pero el ánimo decaído seca los huesos" (Proverbios 17-22).

Oh, querido lector, protege tu espíritu. A pesar de las pruebas por las que estamos pasando, Dios quiere darnos alegría, ¡y esa alegría trae sanidad! Lo ha hecho antes, incluso en los peores momentos, ¡y lo hará una y otra vez!

- Llenará tu boca de risa y tus labios de alegría. Job 8:21.
- Nuestras bocas se llenaron de risas, nuestras lenguas de cánticos de alegría. Salmo 126:2.

La misión del enemigo es robar, matar y destruir, y eso también implica tu alegría. Las dificultades ofrecen un momento oportuno para que él haga precisamente eso. Después de todo, ¿cómo podemos experimentar alegría y risa en medio de nuestros valles más oscuros? Es inexplicable, pero Dios abre el camino. Depende de nosotros.

Para mí, compartir estos chistes y razones para reír fue como un bote salvavidas. Una vez, de hecho, me reí a carcajadas en la sala de tratamiento por algunas de las cosas divertidas que me enviaron (demonios, Kathleen); una reacción de mi parte que causó muchas expresiones faciales de todos los que se encontraban en la sala.

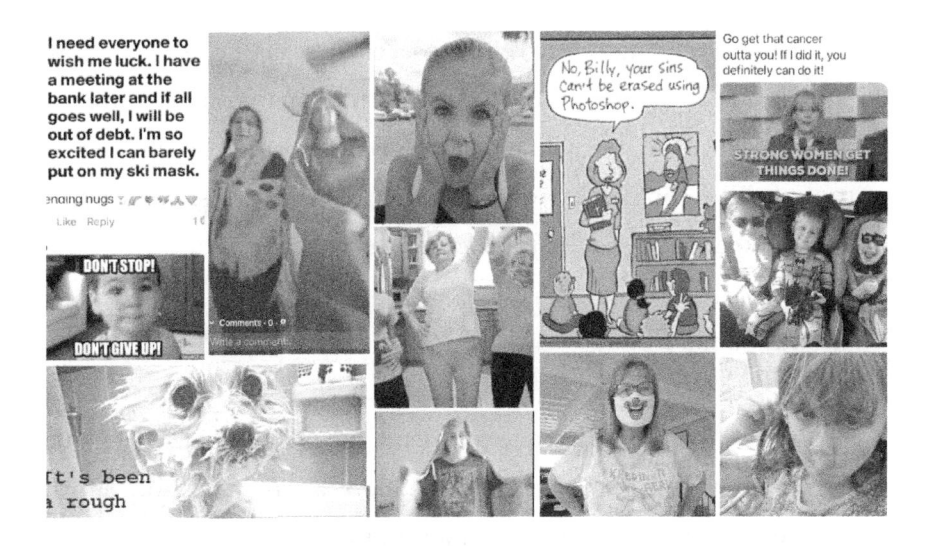

Esto se convirtió en un ritual alegre y vivificante para cada siguiente sesión de quimioterapia. "Mamá va a entrar a las 8:00 a.m. mañana. ¡Prepara esos chistes!".

Hubo otros rituales preciados que mi familia creó para ayudarnos en estos tiempos difíciles. Mi hija, Cassie, hacía el viaje de 100 millas a casa para estar conmigo antes y después de cada sesión de quimioterapia. Mis tres hijas se reunían en mi casa la víspera de cada tratamiento programado para una noche de cine y cena. Y durante el viaje matutino al centro de tratamiento, Angie insistía en que escucháramos lo que ahora llamamos "nuestra canción de quimioterapia".

Debo admitir que odiaba este último ritual cuando me lo planteó por primera vez. La canción se llama *Emergency*, poníamos la versión limpia de Icona Pop. La música a todo volumen durante nuestro viaje en auto era más apropiada para un club nocturno que para ir a la quimioterapia, con letras como "¿Entonces quieres divertirte? ¿Así que quieres bailar?". Pensé que estaba loca y le dije que lo apagara.

Pero Angie me recordó que si podíamos enfrentar esta sesión de quimioterapia con gratitud, podríamos ver más allá de esa situación. Ella tenía razón. Tomó cerca de dos minutos para que el ritmo se apoderara de mi cuerpo y de repente todas estábamos bailando en el auto. Continué con ese ritmo y actitud en mi mente, así que caminé con positividad y alegría, hasta el centro de tratamiento.

Llamando a las tropas

Este fue el momento en que realmente los planes cuidadosamente orquestados valieron la pena, habilitando a las redes de apoyo previamente formadas a que entraran rápidamente en acción. El día después de mi primera sesión de quimioterapia, me sentía bien. Hice algunas compras, hice algunos mandados y resistí la tentación de mostrar orgullo sobre mi capacidad para "manejar las cosas".

Sin embargo, el día dos marcó el comienzo de las náuseas, la fatiga, la debilidad extrema y otros efectos secundarios inmencionables que, finalmente, me llevaron de regreso al consultorio de mi médico dos días después para recibir líquidos y otros tratamientos por vía intravenosa.

Llegó el momento que tanto temía, pero también mi increíble red de apoyo.

Las cadenas de oración comenzaron a lo largo y ancho. Pude sentir físicamente las oraciones. A lo largo de mis sesiones de quimioterapia, hubo momentos en los que podía sentir que mis brazos se aligeraban y se levantaban, como si hubiera gente a mi lado sosteniéndome. Cada efecto secundario que enfrentaba se lo hacía saber a las cinco mujeres que recorrieron este viaje conmigo, y ellas, en respuesta, atacaron a estos efectos con una poderosa oración. Mi frente de batalla (mis hijas) estuvieron allí para ayudarme en cada momento devastador atendiendo a cada una de mis necesidades físicas; también me ayudaron a elevar mis necesidades a los reinos espirituales a través de nuestra comunidad de guerreros de oración que siempre estaban a la espera.

No fue agradable, pero mis tropas lo hicieron soportable. Me aferré a Dios y a Sus promesas, continué tomando Su Prescripción médica de 30 escrituras/3 veces al día y alabé Su Santo nombre, incluso durante los momentos en que apenas podía levantar la cabeza.

También aprendí que Dios envía tropas de improviso incluso cuando no las llamas.

Cuando comencé la quimioterapia, estaba dispuesta a lidiar con las náuseas y algunos de los otros efectos secundarios que conocía. Pero no estaba tan dispuesta a lidiar con la posible pérdida de cabello. Estaba segura de que debido a que Dios perfecciona todas las cosas que me conciernen (Salmo 138:8), Él sabría cuánto significaba mi cabello para mí y me permitiría conservarlo.

Cuando comencé a notar más pérdida de cabello en la ducha, oré aún más. *¡NO perderé mi cabello, en el nombre de Jesús!* Cuando esas hebras se convirtieron en mechones, oré con aún más vigor: *¡NO perderé mi cabello, en el nombre de Jesús!* Poco después, mi rendición hacia Dios sonó más como: *Ok, Dios, creo que me estoy quedando sin cabello.*

Esa rendición fue traumática. Pensé, *después de todo lo que estoy pasando, ¿por qué al menos no puedo tener esto?* Pronto aprendí que Dios entendía cuánto significaba eso para mí y, a cambio, me dio un regalo aún mayor.

Llamé a mi vieja amiga y peluquera, Collette, para decirle que era hora de afeitarme la cabeza. Pude sentir su corazón cuando tan amorosamente se ofreció a venir a mi casa, donde daríamos este paso juntas de manera íntima. Sin que yo lo supiera, mis hijas comenzaron a correr la voz compartiendo la noticia para preparar a sus hijos. Mis nietos tenían entre 5 y 20 años, habían crecido con una Nana (o "abuelita") elegante de cabello oscuro. La idea de ver ahora a Nana con la cabeza calva era algo para lo que necesitaban tiempo para digerir.

Comencé a recibir llamadas telefónicas de cada uno de mis nietos. "Yo también me voy a afeitar la cabeza, Nana". Cinco nietos, un yerno y un sobrino a larga distancia convirtieron este momento en una experiencia tan gozosa como nunca podría haberla imaginado (¡otro testimonio de la capacidad de Dios de "hacer muchísimo más que todo lo que podamos imaginarnos o pedir!" (Efesios 3:20)). Mientras me preocupaba la posibilidad de perder el cabello, Él estaba creando esta increíble experiencia que nos haría sonreír a mí y a toda mi familia por muchísimos años más. Fijamos la fecha para nuestra "fiesta de afeitado de cabeza" y nos reunimos en la casa de una de mis hijas. Nuestra amiga desde hace mucho tiempo, Katie, se unió a nosotros trayendo hermosos pañuelos para mí. Ese momento todavía trae lágrimas a mis ojos, recordando la feliz ocasión. Otro ejemplo más de la fidelidad de nuestro gran Dios que "dispone todas las cosas para el bien de quienes le aman" (Romanos 8:28).

Mis nietas, sin embargo, no se unieron tan rápido a la fiesta. Fui la última en subirme al estrado para que me afeitaran la cabeza, el final estelar, se podría decir. Antes de que Collette comenzara, mi nieta Lianna, de 8 años, salió corriendo de la casa llorando. No quería ver a Nana raparse la cabeza. Mientras su primo, Cameron, la consolaba, me despedí de los pocos cabellos que me quedaban. Más tarde le pregunté en broma a mi nieta Bella, de 5 años, si ella también se raparía la cabeza. En un tono sin filtro que sólo un valiente y diminuto personaje de tipo "de tal palo tal astilla" podría transmitir, se apresuró a ofrecer su respuesta: "¡Absolutamente no!".

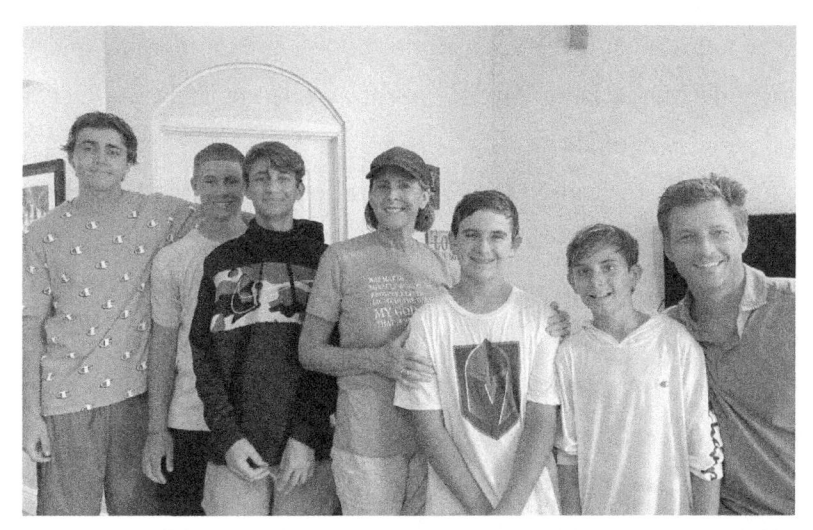

Mis cinco nietos, yerno y yo, antes y después de afeitarse sus preciados rizos para la abuelita.

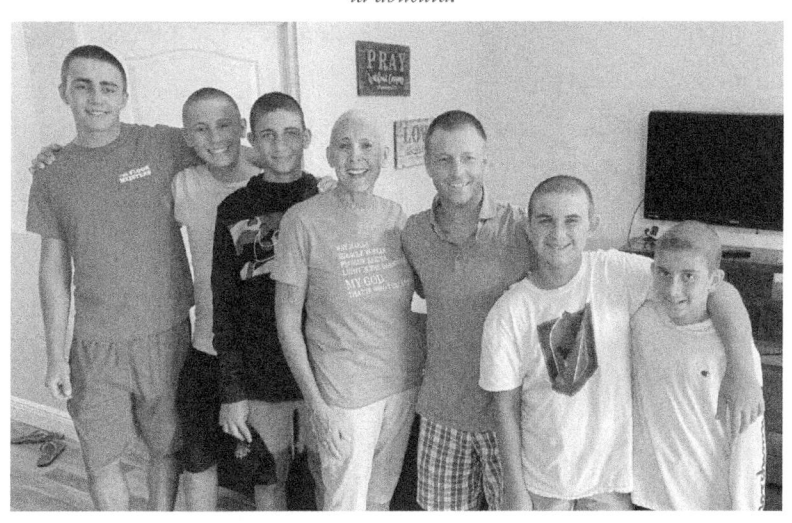

Fui increíblemente bendecida de estar rodeada y amada por mi familia, no sólo en este día sino a lo largo de este caminar. Sin importar si estuvieron dispuestos a afeitarse la cabeza o no, mis hijas, sus esposos y todos mis nietos oraron continuamente por mi sanidad y me consolaron a su manera muy peculiar. Mis hijas me ayudaron a comprar una peluca nueva, mis yernos me animaron continuamente y me bendijeron en todos los sentidos con su fuerza serena y mis nietas a menudo me hacían compañía mientras veían películas o practicaban sus habilidades médicas.

Cada vez que pudimos, encontramos una razón para inyectar humor a este viaje. Por ejemplo, después de que llegaba una nueva entrega de pelucas a nuestra puerta, organizábamos una "fiesta de pelucas". Nos reuníamos y teníamos un desfile de modas en el que cada persona se turnaba para modelar el nuevo (potencial) peinado de Nana. Tuvimos muchos momentos divertidos durante tiempos que para mí pudieron haber estado llenos de sentimiento de duelo por la pérdida de lo que alguna vez fue. Pero tenía que ser intencional en crear esos momentos y abrirme a esas oportunidades. Te animo a buscar esos momentos y mantener los ojos abiertos a todo lo que Dios está haciendo a tu alrededor.

A continuación, he incluido algunos de estos recuerdos divertidos, junto con la gran revelación. Estoy muy agradecida de que la peluca ganadora me la regalaran mis queridos miembros de familia, Ron y Diane.

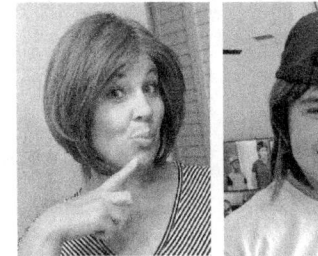

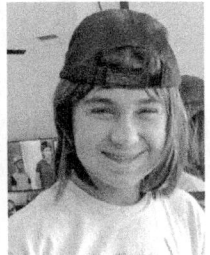

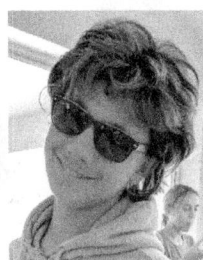

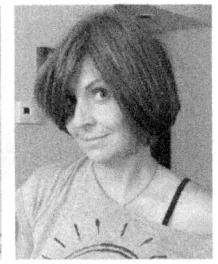

Los finalistas de la fiesta de pelucas. Y el ganador es…

EL REPORTE

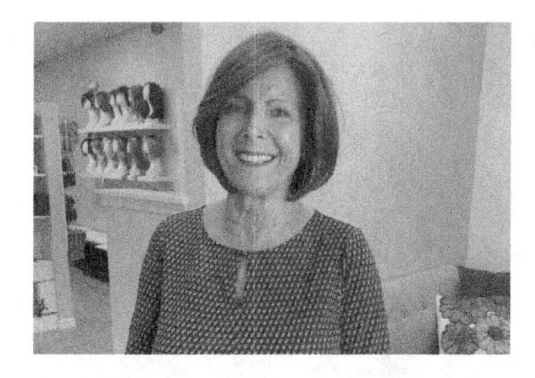

No vamos a endulzar esto. Hubo momentos en que la quimioterapia me puso de rodillas. Momentos en los que tenía tanto dolor que no podía moverme. Momentos en los que no podía mirarme al espejo sin llorar. Pero mi Dios es bueno, y su Palabra me prometía que me daría la fuerza para soportar cualquier cosa.

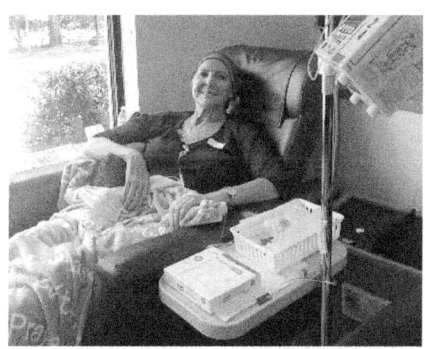

Sobrellevando la quimio en el centro de especialidades de cáncer en Florida.

Cuando tuve la tentación de rendirme, creí.

Cuando quise dejar de creer, recité Sus promesas.

Cuando eso no fue suficiente, lo exalté por lo que estaba haciendo en mi vida... aunque todavía eso no lo podía ver.

Y agradecí a Dios todos los días por los equipos de apoyo que Él había provisto y por la victoria que aún estaba por llegar.

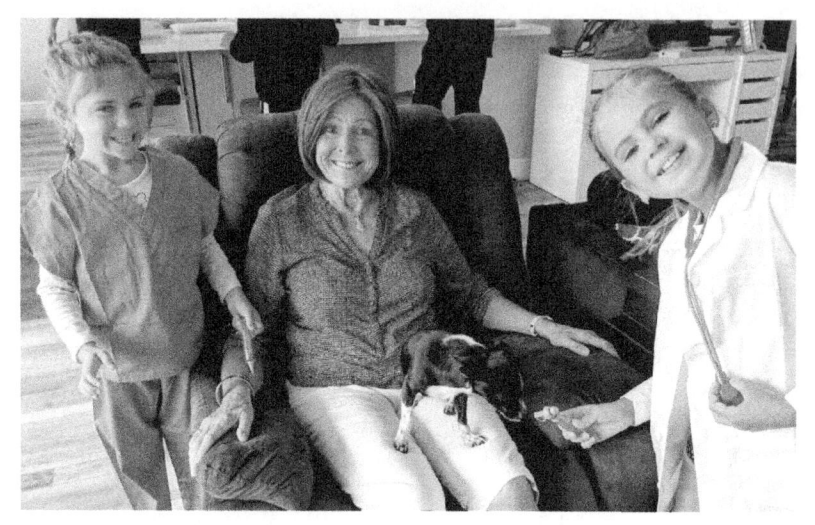

Mis nietas Bella y Lianna cuidándome en la casa.

Somos llamados a ser de bendición

Tan bendecida como fui por otros, era importante para mí devolver esas bendiciones a otras personas. La Biblia nos dice repetidamente que debemos ser de bendición. No obtenemos un comodín que nos libre de las circunstancias cuando estamos pasando por dificultades. Al contrario, podemos esperar aún más bendiciones de parte de Dios cuando somos una bendición para los demás, ¡y no hay mejor momento para magnificar las bendiciones que se te presentarán que en las dificultades!

Considera estos versículos:

- "En fin, vivan en armonía los unos con los otros; compartan penas y alegrías, practiquen el amor fraternal, sean compasivos y humildes" (1 Pedro 3:8-22).

- "… más bien, bendigan, porque para esto fueron llamados, para heredar una bendición" (1 Pedro 3:9).
- "Ayúdense unos a otros a llevar sus cargas, y así cumplirán la ley de Cristo" (Gálatas 6:2).
- "Y este es mi mandamiento: que se amen los unos a los otros, como yo los he amado" (Juan 15:12).
- "No se olviden ustedes de hacer el bien y de compartir con otros lo que tienen; porque éstos son los sacrificios que agradan a Dios" (Hebreos 13:16).
- "El que es generoso será bendito" (Proverbios 22:9).
- "El generoso prospera, / el que reanima será reanimado (Proverbios 11:25-26).

¡Guao, y eso es sólo una muestra!

Dios puso la importancia de esto en mi corazón desde el principio. Antes de entrar al centro de tratamiento, estaba decidida a usar esta experiencia como una oportunidad para ver más allá de mis problemas y ser una bendición para los demás. Cuando sabes esto desde el principio, ves a las personas desde una perspectiva diferente. Cuando te tomas el tiempo de mirar sus rostros y sus ojos, puedes comenzar a ver lo que Dios ve. Y eso es poderoso.

Al entrar a la sala de tratamiento, la veía llena de personas perdidas, golpeadas y sin esperanza. Cada vez que me fue posible, me sentaba cerca de ellos (teniendo en cuenta la normativa de mantener una distancia de seis pies entre nosotros durante la pandemia) y trataba de ofrecerles consuelo. Si no estaban dispuestos a orar conmigo, yo oraba por ellos sola.

Las imágenes están grabadas en mi memoria: cuerpos devastados por la enfermedad, mujeres que no pesan más de 70 libras, mujeres embarazadas, el matrimonio de ancianos que luchaba contra el cáncer diciéndome dulcemente: "Hacemos todo juntos".

Mi corazón se quebrantó. Excepto la pareja de ancianos, todos estaban allí solos, sufrían en silencio. Por lo menos tenía a Jesús conmigo; muchos otros no. Cada vez que me encontraba con otros pacientes, le pedía a Dios que me llenara de Su misericordia, Su gracia y Su unción para poder ver lo que Él veía, saber por qué orar y estar preparada para expresar Su amor. Dejaba siempre copias de mi librito favorito de Charles Capps, llamado *El poder creativo de Dios,* para la sanidad, en la sala de espera y en las mesas de todo el centro médico.

Mientras hablaba y oraba con la gente, sucedió algo extraordinario. Mis oraciones se volvieron mucho más poderosas. Nada me impedía orar en cada situación a la que me enfrenté y pedirle a Dios diariamente que me mostrara cómo podía ser de bendición para otras personas.

Oraba no sólo por los pacientes, sino también por el personal médico. Oraba por su protección y paz, y para que ellos y sus familias fuesen grandemente bendecidos mientras servían a otros representando las manos y los pies de Jesús durante un momento tan difícil. Antes de cada cita con el médico o sesión de tratamiento, oraba para que el personal que me asignaran fuera amable. Eso era importante para mí, ya que durante los tratamientos recibía pinchazos, manipulaban mi cuerpo y sufría dolores insoportables. Dios respondió de manera amable mis oraciones con un personal increíble en cada cita. Las amables enfermeras, médicos y técnicos fueron una bendición.

Parecía que mientras más disposición tenía, Dios me brindaba más oportunidades.

Mi lucha pudo haberme hecho retroceder, pero las necesidades de nuestra comunidad estaban en su punto más alto. El efecto dominó de la COVID-19 desgarró comunidades y familias. Todos lucharon de una forma u otra, ya haya sido quedando repentinamente desempleados y sin ingresos, o en el otro extremo del espectro, como trabajadores de primera línea, estresados y con un exceso de trabajo incontable.

En ese momento, nuestro ministerio misionero de alcance a la comunidad, *Project Outreach Naples*, fue muy necesario, incluso cuando estaba muy golpeada por la enfermedad.

Mientras me preparaba para mi próxima sesión de quimioterapia, me enteré de que nuestro ministerio había sido bendecido con la donación de un condominio completo lleno de muebles, algo con lo que se beneficiarían enormemente varias de nuestras familias locales. El problema era que todo tenía que ser recogido en de un lapso de dos horas el mismo día de mis tratamientos de quimioterapia. Decidida a no dejar que eso me detuviera y luchando contra las náuseas, Dios me dio la fuerza para reunirme con algunos otros miembros de *Project Outreach* en el condominio y lo logramos.

Organicé una vigilia de oración afuera de nuestro hospital comunitario anticipando que docenas de miembros de *Project Outreach* aparecieran para orar por fortaleza y protección divina para los trabajadores y sanación para los pacientes, muchos de los cuales luchaban por sus vidas. Cuando llegó el día, estaba postrada en cama, incapaz de levantarme del sofá. Pero Dios reunió a las personas adecuadas y el equipo me mantuvo informada a través de Facebook Live, lo que me permitió ser parte de la hermosa y poderosa vigilia desde mi sofá.

El buscar formas de participar activamente en llevar bendiciones a los demás, ya sea en persona o desde el confinamiento en mi hogar, también me trajo recompensas. Mantuvo el enfoque lejos de mis dificultades y lo puso en lo que más importaba: hacer brillar la luz de Dios en un mundo muy oscuro.

¿Por qué yo?

Esta es la pregunta natural con la que luché. Yo no quería; no quería enojarme con Dios por permitir que esta enfermedad entrara en mi cuerpo; no quería jugar el papel de "pobre de mí". Esta puede ser una pregunta con la que también estés luchando. He descubierto que expresar gratitud constante, disfrutar de la música de adoración y escuchar material cristiano que revele la bondad y el poder milagroso de Dios son formas que ayudan a convertir la tentación de enojarse en alabanza y agradecimiento por su victoria inminente.

Eventualmente, la pregunta "por qué yo" en mi cabeza fue desafiada por una pregunta diferente: "¿Por qué NO a mí?". A través de los años, Dios me había preparado para esta batalla. Sabía cómo pelear. Y yo iba a conseguir mi victoria. Al hacerlo, pude compartir mi testimonio y ayudar a otros a no sólo creer que era posible, sino también mostrarles cómo unir fuerzas con Dios para ir tras su victoria.

He visto a multitudes de personas las cuales aún no conocen a Dios o que no tienen una comprensión clara de Su naturaleza amorosa, que conlleva Su deseo de querer sólo lo mejor para nosotros, enfrentarse repentinamente al cáncer u otro diagnóstico grave. Eso me ha convencido mucho más a compartir mi historia para ayudar a otros a aprender que no tienen que aceptar pasivamente las noticias del "reporte". Se ha convertido en mi misión equipar a otros para hacer precisamente eso.

Al igual que ese día hace años, cuando quise saltar de mi auto y contarles a todos los transeúntes acerca de la misión para madres solteras que Dios y yo íbamos a comenzar, sentí un nuevo fuego dentro de mí que me llevaba a decirles a todos que no tienen que conformarse con el informe médico que se les entrega. Dios no desaprovecha ninguna oportunidad. Él va a usar mi experiencia y mi historia de una manera poderosa para traer sanación a innumerables personas.

Si estás leyendo este libro, significa que tú o alguno de tus seres queridos será el privilegiado de recibir las buenas noticias de lo que Dios hizo en mi vida. Entonces, para la que una vez preguntó "¿Por qué yo?", la respuesta ahora es clara como el agua. Tu historia también tendrá un sentido y propósito.

Declaraciones y versículos adicionales que te ayudarán durante este tiempo

Resistencia

"Todo lo puedo en Cristo que me fortalece" (Filipenses 4:13).

Aunque pase por el valle de sombra de muerte, No temeré mal alguno, porque Tú estás conmigo; Tu vara y Tu cayado me infunden aliento. Salmos 23:4.

Fe que sostiene

"Entrégale tus afanes al Señor / y él te sostendrá; / no permitirá que / el justo caiga / y quede abatido para siempre" (Salmos 55:22)

"[La] palabra de Dios es viva, eficaz y más cortante que cualquier espada de dos filos" (Hebreos 4:12)

"Ahora bien, sabemos que Dios dispone todas las cosas para el bien de quienes lo aman, los que han sido llamados de acuerdo con su propósito" (Romanos 8:28)

Encontrando gozo

El corazón alegre es buena medicina, pero el espíritu quebrantado seca los huesos. Proverbios 17:22.

"Que el Dios de la esperanza los llene de toda alegría y paz a ustedes que creen en él, para que rebosen de esperanza por el poder del Espíritu Santo" (Romanos 15:13)

Orando por encuentros divinos

Aunque parezca que se demora en llegar, espera con paciencia, porque sin lugar a dudas sucederá. No se tardará. Habacuc 2:3.

Ser de bendición

"Hagan brillar su luz delante de todos, para que ellos puedan ver las buenas obras de ustedes y alaben a su Padre que está en los cielos" (Mateo 5:16)

"En fin, vivan en armonía los unos con los otros; compartan penas y alegrías, practiquen el amor fraternal, sean compasivos y humildes" (1 Pedro 3:8-9)

"No devuelvan mal por mal ni insulto por insulto; más bien, bendigan, porque para esto fueron llamados, para heredar una bendición" (1 Pedro 3:9-10)

"Ayúdense unos a otros a llevar sus cargas, y así cumplirán la ley de Cristo" (Gálatas 6:2)

"Y este es mi mandamiento: que se amen los unos a los otros, como yo los he amado" (Juan 15:12)

"No se olviden ustedes de hacer el bien y de compartir con otros lo que tienen; porque éstos son los sacrificios que agradan a Dios" (Hebreos 13:16)

El ojo misericordioso será bendito. Proverbios 22:9.

El alma generosa será prosperada. Proverbios 11:25-26.

6 CAMINANDO EN VICTORIA

¿Recuerdas que en el capítulo anterior compartí el secreto que el Espíritu Santo había compartido conmigo? A pesar del reporte que decía que necesitaba el golpe de ataque 1-2-3 (quimio, radiación, mastectomía bilateral) para al menos tener una oportunidad de sobrevivir, Él continuó susurrándome al oído: "La quimioterapia es todo lo que necesitarás".

Mantén ese pensamiento en mente, regresaremos a ese punto.

Continué con mi plan de quimioterapia recetado, luchando para superarlo. Dios era una fuerza constante y me aferré a Él desesperadamente, particularmente en los momentos en que estaba demasiado débil para valerme por mí misma. La promesa de que Él es fuerte en mi debilidad (2 Corintios 12:9-11) adquirió un significado completamente nuevo.

Pero, a pesar de todo, visualizaba mi victoria. Fue una elección no permitir que la realidad de mis circunstancias anulara mi enfoque en Jesús y Sus promesas. Sabía en lo profundo de mi alma que Dios nunca me dejaría ni me abandonaría (Deuteronomio 31:6) y que había sanidad esperándome del otro lado del camino.

Quiero hacer una pausa aquí. Tengamos en cuenta que mi plan de tratamiento fue tan agresivo como el cáncer mismo. El equipo médico llevó mi cuerpo hasta sus límites y los tratamientos fueron administrados hasta lo máximo que pude soportar. Es posible que este no sea el caso para ti, así que comprende que mis experiencias no implican que tú o tu ser querido experimenten lo mismo.

Después del segundo tratamiento, recuerdo que me puse de pie y llamé a Josi para preguntarle: "¿Cómo la gente puede soportar esto?". Ella, inmediatamente, envió un mensaje de texto a nuestras redes para comenzar a orar y se quedó conmigo toda la noche para ayudarme a superarlo.

La tercera sesión casi me venció. La enfermera llamó a Angie para discutir el tratamiento (dado que Angie estaba en el campo de la medicina, era una gran representante y entendía mucho más que yo), evidentemente, sin darse cuenta de que yo estaba relativamente cerca para escuchar la conversación. Mientras hablaba por teléfono, leyó mi historial y le comenté a Angie: "¡Oh, Dios mío, ¡mi cuerpo nunca podría soportar todo esto!".

Después de esa sesión, le supliqué a mi médico: "¿Puedo terminar ya con esto?".

Según su opinión, todavía teníamos un largo camino por delante. Puso sus habilidades de negociación a trabajar. "¿Podrías hacer sólo un tratamiento más? Hemos llegado demasiado lejos para detenernos ahora. Siento que se necesita al menos uno más".

Inmediatamente cerré los ojos y busqué el consejo de mi Padre Celestial. En ese momento, el Espíritu Santo respondió y me dijo: "Sí, haz uno más".

Me encantó que la guía del Espíritu Santo se alineara con el consejo de mi médico en ese mismo momento. A pesar de que tuve que ir a la siguiente sesión en silla de ruedas, lo logré.

EL REPORTE

Después de nueve meses de agonía, los tratamientos más duros habían quedado atrás. Sin embargo, el plan de quimioterapia estaba lejos de terminar. Mi médico estaba listo para reanudar, pero esa voz del Espíritu Santo permaneció en mi ser mientras me recordaba a mí misma: *Él dijo que todo había terminado; Él dijo: "uno más".* La alineación entre el Espíritu y mi médico estaba desajustada y eso no se sentía bien. Pero mi Dios vino al rescate una vez más.

Antes de continuar con los tratamientos, mi médico ordenó un ecocardiograma para asegurarse de que mi corazón gozaba de buena salud y estaba listo para soportar tratamientos adicionales. Al final, resultó que no lo estaba. Hubo una anomalía en el ultrasonido que hizo que el médico se detuviera y suspendió el plan de quimioterapia restante.

¿Cómo se manifiesta Dios en esto? Si bien normalmente no me emociona la idea de un eco anormal, esta fue la forma en que Dios dijo: "Mira, te lo dije. ¡Te amo, estoy para ti, y tenemos esto bajo control! ¡Ahora, ve a hacerte una tomografía por emisión de positrones, llamada PET scan!".

Con las sesiones de quimioterapia suspendidas, se ordenó la tomografía (una prueba de imágenes que se usa para identificar una variedad de afecciones, incluido el cáncer). Entrar al centro de diagnóstico fue muy diferente en comparación con mis visitas anteriores, cuando esperaba la terrible noticia de que mi cuerpo estaba plagado de cáncer. Esta vez, estaba eufórica y no podía esperar a que mi médico y todos esos técnicos escépticos vieran lo que Dios había hecho.

La tomografía le dijo al mundo lo que yo ya sabía: ESTABA LIBRE DE CÁNCER, ¡gracias a Dios!

Y aquí es cuando vamos a continuar lo que dejamos al principio de este capítulo.

Fue tal como Dios dijo que sería:

Sólo quimioterapia (que ni siquiera se completó, ¡gracias, Dios!). Sin radiación. Sin cirugía. ¡Fui sanada por el poder de nuestro Dios todopoderoso! Y, por cierto, sobre esa ecografía cardíaca anormal: dos ecos más tarde, también se demostró que había sido sanado.

Mientras camino en victoria, reconozco que esta es una batalla constante. El enemigo es implacable en sus intentos de enviar miedo a mi camino. Cada cita médica posterior y la exploración de tomografías de seguimiento es otra oportunidad para llenar mi mente con dudas como *¿y si ha vuelto?* Pero, tal como lo he compartido en capítulos anteriores, estoy equipada para responder de inmediato con la poderosa Palabra de Dios, declarando la sanidad y la integridad de Dios sobre mi cuerpo y tomando continuamente mi receta espiritual. Espero que mi historia haya ayudado a prepararte para hacer lo mismo.

Tan maravilloso como es celebrar todo lo que Dios ha hecho, recibir la victoria no es el final. Dios me dio esa victoria con un propósito, y es traer gloria a Su nombre y gritar mi testimonio para que todos lo escuchen. He estado en el ministerio por muchos años, pero es asombroso cuántas nuevas oportunidades para compartir la grandeza de Dios se abren para mí, ahora que Él y yo hemos vencido esta terrible enfermedad. Desde personas recién diagnosticadas con cáncer hasta aquellas que han estado luchando contra la enfermedad durante años, mi historia de la gracia de Dios está inspirando a muchos otros y equipándolos con el conocimiento que necesitan para luchar.

No sólo es mi alegría y honor devolver las bendiciones que Dios me ha dado, sino que también es mi responsabilidad. Las obras milagrosas de Dios son para que las compartamos para que otros vean Su amor, se sientan atraídos por Jesús y, finalmente, reciban la salvación y la bondad que Él tiene para ellos también. Glorificamos a Dios y magnificamos Su grandeza al contarles a otros cómo Él ha cambiado nuestras circunstancias. Él dirigirá y guiará cada uno de nuestros pasos, tal como dirige los míos y poniendo personas en mi camino para bendecirlas.

Si Dios ha hecho milagros en tu vida, compártelo.

Si estás siendo bendecido por nuestro Padre misericordioso, compártelo.

Si estás leyendo este libro y estás pensando en alguien que pueda beneficiarse, compártelo.

Además de compartir nuestra victoria, también debemos cuidarnos del enemigo y luchar continuamente contra cada ataque con el poder de la Palabra de Dios, nuestra Espada. Las Escrituras nos adviérte: "Practiquen el dominio propio y manténganse alerta. Su enemigo el diablo ronda como león rugiente, buscando a quién devorar" (1 Pedro 5: 8). Sigo firme en la promesa de que ningún arma forjada contra mi cuerpo prosperará y la de tomar mi "prescripción" recetada por Dios (declarando Sus promesas de salud y bondad sobre mi cuerpo), incluyendo un versículo clave compartido por mi amiga y compañera sobreviviente de cáncer, MaryAnn.

¿Qué traman contra el Señor?

Él desbaratará sus planes;

la calamidad no se repetirá (Nahúm 1:9).

El Señor misericordiosamente ha puesto fin a mi cáncer, el cual no volverá contra mi cuerpo por segunda vez, en el nombre de Jesús.

Estoy muy bendecida con la red de guerreros de oración que han estado a mi lado en este viaje. No sólo son creyentes fieles, sino que también saben divertirse. Sin que yo lo supiera, todos estaban en colaboración secretamente con mis hijas, que planearon una celebración sorpresa en honor a mi curación, mi próximo cumpleaños y, lo más importante, en honor a Dios por su fidelidad. ¡Qué ocasión tan espectacular! Mi cabello, incluso, había vuelto a crecer para ese gran evento. La que alguna vez fue de cabello oscuro, ahora era una Nana guapa y elegante de cabello plateado y, además, con el cabello ondulado que siempre había querido cuando era más joven [guiño].

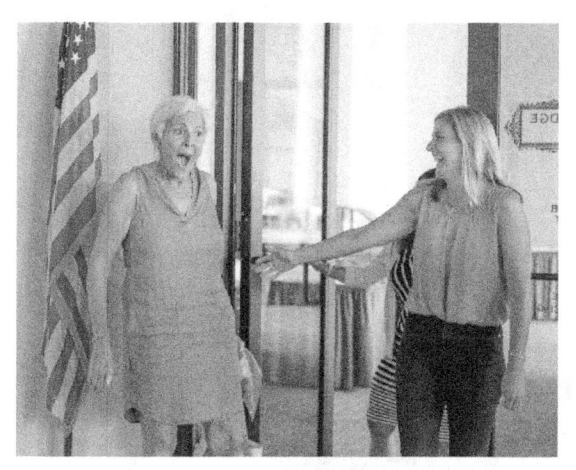

¡Sorpresa! ¡Y de qué manera!

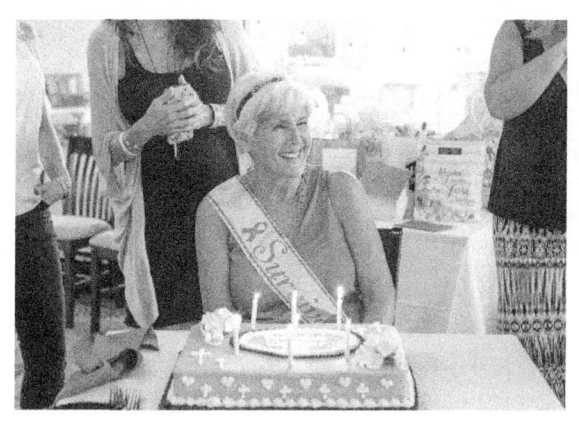

Una celebración que nunca olvidaré.

EL REPORTE

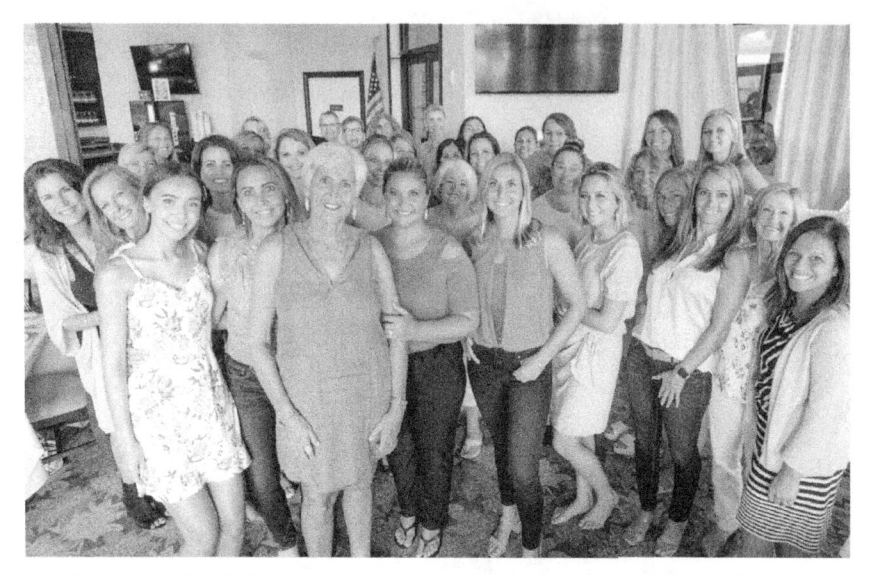

Muy agradecida de caminar en victoria con estas mujeres maravillosas.

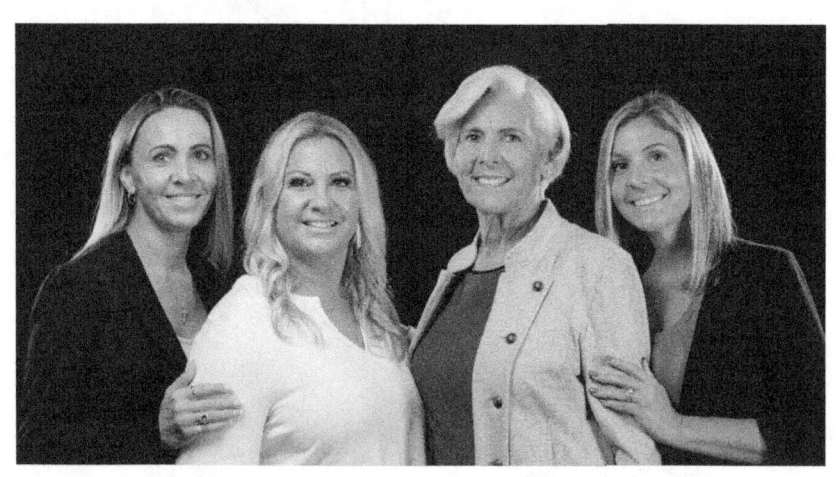

*Celebro y le agradezco a Dios todos los días por mis hijas.
De izquierda a derecha: Josi, Angie, yo y Cassie.*

Mi victoria no se debe al largo viaje que construyó mi fe durante décadas. Mi victoria se debe a que tuve fe en la fidelidad de Dios. Esa misma victoria es para todos los creyentes, sin importar la madurez de su fe. Incluso si recién has hecho la Oración de Salvación del capítulo 1 por primera vez, Sus promesas también son para ti.

Él dijo: "Yo soy la luz del mundo. El que me sigue no andará en oscuridad, sino que tendrá la luz de la vida" (Juan 8:12). Reconoce que no hay condiciones para esta declaración de Jesús. Sólo necesitas creer y recibir. Una vez que creas y recibas, mi historia no es más que otro testimonio de que nuestro Dios quiere hacer milagros en nuestras vidas. Espero que el viaje que he compartido te muestre cómo activé Su voluntad y Sus promesas para traer sanidad, y cómo tú puedes hacer lo mismo.

Por eso Dios lo exaltó hasta lo sumo
    y le otorgó el nombre
    que está sobre todo nombre, (Filipenses 2:9).

Jesús es mayor que el cáncer.

Jesús es más grande que cualquier enfermedad.

El reporte del Señor es mayor que el reporte que recibiste de otras fuentes en tus manos.

En la Biblia, Oseas 4-6 nos dice: "pues por falta de conocimiento mi pueblo ha sido destruido". Pero ahora que has leído mi historia, ya tienes conocimiento de que soy una prueba viviente de que no tienes que ser destruido aceptando pasivamente el reporte que se te presentó. Hay otra opción, y es unir fuerzas con Dios y permitir que Su reporte reine en tu vida. Soy la prueba viviente de que esto funciona.

Quiero cerrar con unas palabras que compartió mi hija Josi; ella tuvo el honor y el privilegio de compartir su testimonio en agosto de 2021, durante uno de los servicios de la iglesia donde asistimos, sólo 18 meses después de mi diagnóstico inicial. Ella es una líder ungida y dotada en nuestra iglesia y da un mensaje sobre la sabiduría y el poder del Espíritu Santo. A continuación, comparto el fragmento relacionado con nuestro viaje; un hermoso resumen de cuando Dios caminó con nosotros a través de nuestras mayores pruebas.

Mensaje predicado por Josi el 8 de agosto de 2021

"Cuando sigues a Dios y te acercas a Él, escucharás de Él de muchas maneras diferentes, a través de personas, grupos, alabanza y adoración. Él se mostrará a ti y lo hará de muchas maneras diferentes, incluso de maneras con magnitudes inimaginables para ti.

En mi caso, hace aproximadamente un año y medio, mi madre fue diagnosticada con cáncer de mama en etapa IV. Y le dieron menos del 20 % de posibilidades de supervivencia durante los próximos cinco años.

Nunca olvidaré esa llamada telefónica. Me quitó el aire de los pulmones y me tiró al suelo. Inmediatamente entré en un estado de pánico, desesperación y miedo pensando: *No puedo perder a mi mamá*. Y recuerdo haber sollozado histéricamente en el piso de mi habitación diciendo: *¿y ahora qué se supone que vamos a hacer?*

Sentí que Dios me estaba diciendo en ese momento: 'Tienes que tomar una decisión. Puedes elegir salir de esto con miedo, duda e insensatez. O puedes elegir confiar en mí, apoyarte en mis promesas y caminar en fe'.

Ahora diré que tenía que recordarme, todos los días, que era una elección que tenía que hacer para mantenerme fiel a Sus promesas. Y fue una batalla. Mi mamá pasó por mucho en este último año y medio. Al verla pasar por la quimioterapia, ni siquiera puedo imaginar las luchas físicas por las que ella personalmente pasó. Sólo mirarla y verla ya era bastante difícil para mí. Lo bueno es que tuvimos un equipo increíble de personas que oraban por ella: un grupo absolutamente increíble de mujeres que la ayudaron a superar todo este viaje.

Mi madre llegó a un momento en este viaje en el que pausaron los tratamientos de quimioterapia por un breve tiempo. Fui a una de las citas médicas con ella y los médicos la miraron directamente y uno de ellos dijo: 'Está bien, ahora que terminó la quimioterapia, necesita una mastectomía doble'. Mientras decía esas palabras, vi una mirada vidriosa en el rostro de mi madre. Él continúo usando muchos términos médicos después de esa frase. No recuerdo haber escuchado mucho más que: 'Tu próximo paso es una mastectomía doble dentro de los próximos tres meses... lo máximo que puedes esperar para dar este paso son seis meses'.

Esto no era una sugerencia ni era una recomendación. Esto fue lo que los médicos ordenaron como el siguiente paso. Haré una pausa por un segundo porque quiero decir esto antes de continuar. Si estás luchando con un asunto médico en este momento, este testimonio no es con la finalidad de abogar por una cosa u otra en el caso de una condición médica. La decisión de seguir al pie de la letra las recomendaciones médicas debe ser algo entre tú, tu familia, tus médicos y de Dios mostrándose a ti de manera grande y maravillosa. Lo que relatamos en este libro es sólo la historia particular de mi mamá.

Entonces, de vuelta a la historia. Mi mamá y yo recibimos esa noticia y, poco después, en nuestras conversaciones, mi mamá dijo: 'Eso no lo voy a hacer'.

Dije: '¿Qué? ¿Qué quieres decir con que no lo vas a hacer?'.

'No, eso no lo voy a hacer'.

'Pero, mamá, los médicos dijeron que debe hacerse en el periodo de tres meses. Ellos expresaron un sentido de urgencia en realizar este procedimiento. No fue un «tal vez pensamos que podría ser una buena idea». Fue algo más como «¡esto se debe hacer dentro de los próximos tres meses!»'.

Ella se mantuvo firme y dijo: 'No lo haré'.

Supliqué: 'Mamá, yo creo que no estás entendiendo bien...'.

'No, Josi, creo firmemente en las promesas de Dios que dicen que soy sana por las llagas de Jesús... ¡NO lo haré!'.

Continuamos orando, pero seré honesta y completamente transparente con ustedes. Me resistí a aceptar la decisión de mi madre. Porque yo también estaba orando y también pensaba que escuchaba a Dios. Y aquí estábamos, ambas orando y creyendo en respuestas muy diferentes. En ese momento no supe qué hacer. Así que fui a lo que dice la Palabra, que hay sabiduría en buscar multitud de consejos.

Así que busqué ayuda. Fui a nuestros pastores y les dije: 'esto es lo que está pasando. Ya no sé qué hacer'. Y me hicieron una pregunta:

'¿Puedes unir tu fe con la fe de tu madre? Incluso cuando no estás de acuerdo, incluso cuando no tiene sentido para ti, ¿puedes unir tu fe con la fe de ella en este momento? Porque a veces uno no tiene todas las respuestas'.

Déjame decirte que ese fue un momento en el que tuve que salir de mi sabiduría y entrar de lleno en la sabiduría de Dios.

Ahora, la parte interesante de esta historia es que hace aproximadamente un mes, cuando mi madre volvió al médico, dijeron que estaba completamente libre de cáncer. Ella se ha curado completamente.

Él es muy fiel, pero tuve que confiar en Su sabiduría y confiar en Él, incluso cuando las cosas no salían a mi manera. Incluso cuando sentía que no respondía mi petición a mi manera. Tuve que confiar en Él. Necesitaba ayuda para fortalecer mi fe".

Declaraciones adicionales para ayudarte durante esta circunstancia

Aferrándote a la Promesa de Victoria

Por lo tanto, Dios lo elevó al lugar de máximo honor y le dio el nombre que está por encima de todos los demás nombres. Filipenses 2:9.

Sin embargo, en todo esto somos más que vencedores por medio de aquel que nos amó. Romanos 8:37.

¡Pues el SEÑOR su Dios va con ustedes! ¡Él peleará por ustedes contra sus enemigos y les dará la victoria! Deuteronomio 20:4.

¡Así que sé fuerte y valiente! No tengas miedo ni sientas pánico frente a ellos, porque el SEÑOR tu Dios, él mismo irá delante de ti. No te fallará ni te abandonará. Deuteronomio 31:6.

Pero ustedes son linaje escogido, real sacerdocio, nación santa, pueblo que pertenece a Dios, para que proclamen las obras maravillosas de aquel que los llamó de las tinieblas a su luz admirable. 1 Pedro 2:9.

Preservación de la salud y sanidad

Lo que traméis contra el SEÑOR, Él lo hará completa destrucción; no surgirá dos veces la angustia. Nahúm 1:9.

No prevalecerá ninguna arma que se forje contra ti. Isaías 54:17.

Gracias y alabanza

¡Pero Dios escuchó! Él prestó oídos a mi oración. Salmo 66:19.

¡Den gracias al SEÑOR, porque él es bueno! Su fiel amor perdura para siempre. 1 Crónicas 16:34.

En mi angustia oré al SEÑOR, y el SEÑOR me respondió y me liberó. El SEÑOR está de mi parte, por tanto, no temeré. ¿Qué me puede hacer un simple mortal? Así es, el SEÑOR está de mi parte; él me ayudará. Salmo 118:5-7.

Entren por sus puertas con acción de gracias; vayan a sus atrios con alabanza. Denle gracias y alaben su nombre. Pues el SEÑOR es bueno. Su amor inagotable permanece para siempre, y su fidelidad continúa de generación en generación. Salmo 100:4-5.

7 MIRANDO HACIA ADENTRO DESDE AFUERA

Todos (as) los que están atravesando esta batalla tienen seres queridos, familiares, amigos o conocidos, mirando desde afuera hacia adentro. Es probable que haya personas caminando contigo en esta temporada de tu vida. Este capítulo es para ellos.

Le he pedido a cada una de mis tres hijas que escriba un resumen de sus propias experiencias. Así como yo tenía pensamientos y experimentaba sentimientos que ellas no sabían o no podían entender, ellas también. Mientras viví cada segundo de esta batalla implacable, ellas tuvieron sus propias batallas que enfrentar. Su madre, que siempre había sido fuerte y aparentemente invencible, ahora enfrentaba una sentencia de muerte. No sólo luchaban con la posibilidad de perder a su madre, sino que también tenían la tarea de reunir la fuerza diaria necesaria para consolar y alentar a sus hijos a través de esta experiencia traumática.

Ellas han compartido sus experiencias a continuación para ayudar a los lectores a comprender una visión más holística de este proceso, e incluyeron valiosos consejos y conocimientos que adquirieron en el camino, que te ayudarán a ti y a tus seres queridos a navegar estas aguas confusas e inexploradas.

--- La historia de Cassie ---

Recuerdo esto como si fuera ayer. Mi hermana, Angie, me envió un mensaje de texto que decía: "Llámame cuando tengas tiempo para hablar". Podía decir sólo por las palabras que era serio, pero como siempre, me pregunté cuál de los niños se había lastimado o estaba en problemas otra vez.

Cuando finalmente llegué a casa y tuve la oportunidad de llamar a Angie, ella me dio la noticia de que mamá probablemente tenía cáncer. Pensé que la había escuchado mal, mientras, mis pensamientos se aceleraron: *¿Cómo es posible que mamá tenga cáncer? ¡Tiene más energía que sus nietos! Ella nunca se enferma y siempre está en movimiento ayudando y sirviendo a los demás.* Estábamos más que perplejos. Naturalmente, soy optimista y una pacificadora, así que oré fielmente y creí que, fuera lo que fuera, era menor y podía tratarse de manera simple con medicamentos.

Pero, durante los siguientes días y semanas, me fue dando más temor e, incluso, resentimiento al no entender por qué mamá no se curó instantáneamente. Inclusive a mis 37 años, me sentía como una niña pequeña otra vez mirando a mi alrededor en este mundo enorme y a sabiendas de que no quería enfrentar la vida sin mis padres, sin mi mamá.

Antes de que comenzaran todas las citas, mi esposo, Shaun, y yo llevamos a nuestros tres hijos a ver una película. Era una película cristiana con clasificación PG, así que olvidé ver el tráiler de la película (lo que suele ser un gran error, y esta vez no fue la excepción). La película resultó ser sobre una mujer con cáncer que pensó que Dios la había sanado, así que le dio toda la gloria a Él. Sin embargo, su cáncer regresó y, finalmente, murió. Al verla en retrospectiva, realmente fue una historia hermosa, pero en ese momento probablemente fue lo peor que pude haber hecho. Poco tiempo después, noté que mi fe flaqueaba cada vez más al saber que incluso las buenas personas, las personas cristianas, las personas que sirven a Dios, también mueren de cáncer. La semilla de la duda había sido plantada; una semilla que resurgía a veces a pesar de mis mejores intentos por encubrirla.

El día antes del primer tratamiento de quimioterapia de mi mamá, hice el viaje de 90 minutos a casa para estar con ella. Mis hermanas y yo nos reunimos en casa de mamá para cenar y ver una película. No queríamos que estuviera asustada y sola antes de un día tan importante y, sinceramente, era tan abrumador para nosotras, las hijas, como lo era para mamá. Mantuvimos las cosas simples y hasta de manera un poco tontas optando por una película divertida para hacernos reír. La noche fue genial; nos reímos tanto que lloramos de la risa. Para terminar la noche, todas oramos por mamá antes de darle las buenas noches y descansar para el gran día que se avecinaba.

Esto, finalmente, se convirtió en una rutina antes de cada tratamiento de quimioterapia, así como nuestro recorrido en automóvil a la cita a la mañana siguiente. Mamá y yo conducíamos a la cita y llamábamos a mi hermana Angie por el altavoz del teléfono mientras, simultáneamente, sonaba a todo volumen la canción *Emergency* de Icona Pop (clean version). Cantábamos en voz alta la letra *"Cause I'm hot and I'm dancing"* ("Soy ardiente y estoy bailando") y bailábamos desenfrenadamente, determinadas a que esta cita no fuera la experiencia deprimente y aterradora que el enemigo tanto deseaba que fuera.

Cuando entrábamos en el estacionamiento del centro oncológico, todas orábamos juntas antes de colgar el teléfono. Como el COVID-19 acabó con las visitas de familiares, tenía que abrirle la puerta y despedirme de mamá en el estacionamiento mientras forzaba una sonrisa. La saludaba con la mano mientras la veía alejarse, ponerse la mascarilla y entrar al centro de tratamiento, enfrentándose sola a la aterradora situación que le esperaba.

Luego estacionaba mi auto y lloraba mucho. Se sentía como la primera vez que dejé a mi hijo en el jardín de infantes, pero 100 veces peor. Después de todo, se "suponía" que mi hijo iría al jardín de infancia. Es para lo que nos habíamos preparado desde que nació. Pero no se "suponía" que mi mamá tuviera una enfermedad terminal que amenazara con arrebatárnosla.

Después de varios tratamientos, vino otro giro traumático cuando a mamá se le empezó a caer el cabello y supo que había llegado el momento de afeitarse la cabeza. Aunque siempre había sido increíblemente desinteresada, siempre priorizó su rutina de belleza y cuidó mucho su cuerpo en su búsqueda por lucir siempre lo mejor posible. La idea de perder su hermoso cabello y afeitarse la cabeza fue un duro golpe para su confianza en sí misma.

Fue difícil verla pasar por eso. Aunque todos tuvimos una postura firme, realmente estábamos luchando con lo que sentíamos por dentro. Pero esta lucha se suavizó cuando llegó el día. Ver a mi esposo, hijos, sobrinos y primos apoyar a mamá afeitándose también la cabeza fue un momento especial que permanecerá en mi corazón para siempre. Este asombroso acto de compasión no sólo ayudó a mamá, sino que también nos consoló a mí y a mis hermanas.

Mi tía y mi tío fueron muy amables de bendecirla con una hermosa peluca y varios cobertores para la cabeza para que se sintiera más cómoda. Mis hermanas y yo pasamos una noche divertida en la casa de mamá probándonos todas las pelucas y, básicamente, haciendo el ridículo. Una vez que mamá escogió su nueva peluca, tomamos una foto. Al día siguiente, le mostré la foto de su abuelita con su nueva peluca a mi sobrino, Cameron. Su respuesta todavía me hace reír: "Bueno, eso es genial, pero qué diablos, ¡ahora ella tiene una peluca y nosotros todavía estamos calvos!".

Mamá tiene una placa colgada en la pared de su baño que dice: "Todo está bien en mi alma". En el momento del diagnóstico de mamá, casi al mismo tiempo que se plantó esa pequeña semilla de duda durante la película, ver esa placa me enojó. Me preguntaba: *¿Cómo puedo estar bien con mi alma? ¿Cómo puede Dios estar llevándose a mi mamá y a la vez yo estar bien con mi alma?*

Una mañana, me estaba duchando en casa de mamá y le pregunté esas preguntas directo a Dios. Su respuesta fue, simplemente, tener "gratitud y fe en todas las circunstancias". Empecé a ver las cosas de otra manera. Independientemente de su diagnóstico, debía estar agradecida de haber tenido todo este tiempo con ella y tantos buenos recuerdos que hemos creado a lo largo de los años, algo que muchas personas nunca han tenido. Esa conversación con Dios me ayudó a desviar mi enfoque de mí misma y apuntarlo a donde pertenecía: en la fe, la gratitud y en el disfrute de nuestro tiempo juntas mientras confiábamos en el Señor.

Antes de tener este encuentro con Dios, yo regresaba a mi casa de mi estadía en la casa de mamá sintiéndome derrotada y deprimida. Sin embargo, después de recibir la Palabra de Dios, estaba decidida a luchar contra las mentiras que en voz alta el enemigo me decía sobre Dios y su carácter, y a confiar en que Dios era bueno y tenía un buen plan para mi mamá.

Aunque estaba decidida a permanecer plantada en esa fe, no esperaba que los médicos le dijeran a mi mamá que necesitaba una mastectomía doble ni que ella rechazara esa recomendación médica.

Mis hermanas y yo estábamos muy molestas porque mamá no estaba dispuesta a discutir esto con nosotras. Tuvimos un par de semanas increíblemente difíciles en las que ninguna de nosotras habló mucho con ella. Sentí que me estaba evitando y que no estaba dispuesta a escucharme. Una vez que le expresé eso, ella me llamó. Pude decirle cómo me sentía, pero reconocí que era su decisión y expresé mi aprecio por su disposición a al menos escucharme y considerar mi punto de vista. Ella me explicó que, al principio, no había querido discutirlo porque no quería que su fe flaqueara.

Esta conversación abierta y sensata me ayudó a comprender que ella no necesariamente me estaba excluyendo, sino más bien protegía su confianza y fe en el plan del Señor al protegerse de las voces externas que traían duda. Me alegró que volviéramos a estar en el mismo equipo y sabía que ella haría lo que creía que era lo mejor según su nivel de fe.

El resto de la historia es suya, y la comparte con cualquiera que esté dispuesto a escuchar: ¡los médicos le dijeron que no tenía cáncer! Ha sido maravilloso ver la fe de mamá a lo largo de esta experiencia, sin flaquear nunca a pesar de las circunstancias. Estoy increíblemente agradecida de tener a mi mamá sana y fuerte de vuelta. Me encanta que ella repite continuamente la escritura Nahum 1:9, que declara que la destrucción no vendrá sobre ella por segunda vez.

Ese día, cuando recibí el mensaje de texto de Angie, todo cambió. Mi calendario, que anteriormente estaba lleno de diligencias diarias, eventos deportivos de los niños, clases de ejercicio, citas de trabajo y reuniones de grupos de la iglesia, cambió de inmediato a uno lleno de citas médicas de mamá, como resonancias magnéticas, electrocardiogramas, puestas del catéter y tratamientos de quimioterapia y más. En un instante, todas esas actividades anteriores que habían consumido mi vida ya no importaban.

Desafortunadamente, a veces se necesita la amenaza de la pérdida de un ser querido para apreciar verdaderamente todas las bendiciones que tenemos frente a nosotros. Nunca volveré a dar por sentado a mi madre y aprecio el tiempo que pasamos juntas. Ahora siempre le doy dos abrazos antes de irme y tengo mi propio letrero hecho a mano en la puerta de mi casa que dice: "Todo está bien en mi alma".

Gracias, Jesús, por este milagro y el apoyo de mi amable y amoroso esposo, Shaun, y nuestros hijos. Yo habría sido un completo desastre sin ellos y, por supuesto, sin mis hermanas, Josi y Angie. También estoy increíblemente agradecida por el apoyo de oración que recibí de mi comunidad y por mi tía Diane, quien nos ayudó a gestionar los misterios del seguro médico que me habrían paralizado por completo. Nos hizo seguir adelante con su amor, amabilidad y tenacidad feroz (¡y ella le envió a mamá todo tipo de regalos geniales para motivarla a que siguiera adelante!). Dios fue fiel al poner a todas las personas adecuadas en nuestro camino.

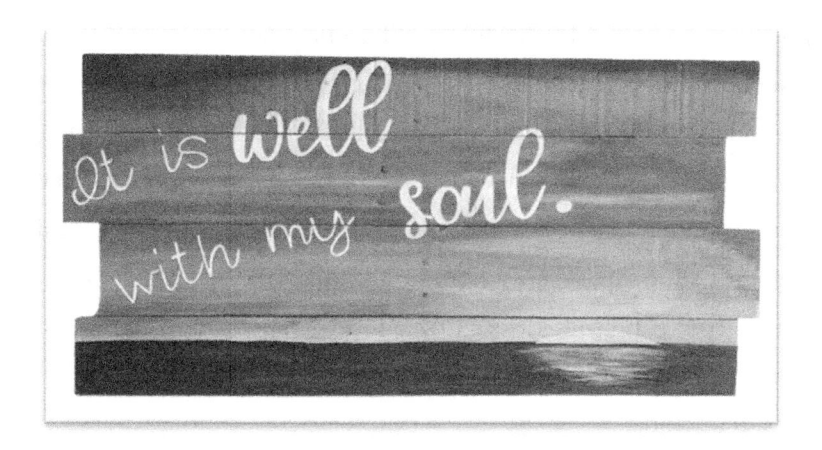

--- **La historia de Josi** ---

Desde mi perspectiva, la enfermedad de mi madre pudo haber comenzado mucho antes de su diagnóstico, tal vez incluso años atrás. He lidiado con esto durante años, junto con la ira que sentía cuando mamá ignoraba cualquier intento de persuadirla para que se hiciera un chequeo anual o una mamografía. Siempre ha sido muy dedicada a satisfacer las necesidades de los demás, pero evasiva de sus propias necesidades. Mamá siempre estaba envuelta en una misión, llena de energía y fe, y generalmente se sentía bien. Entonces, según sus pensamientos, no necesitaba ver a un médico.

Esto fue especialmente preocupante para mí un año antes de su diagnóstico. En un examen de rutina, se encontró un bulto en mi seno. Mamá estuvo a mi lado, atravesando ese miedo conmigo, mientras esperábamos los resultados de la biopsia. Gracias a Dios, el bulto era benigno, pero a menudo me pregunto: *¿cómo pudo no prestar atención a esa señal de advertencia e ir a hacerse un chequeo ella misma?*

Comparto esta experiencia no para condenar o vivir en el pasado, sino para animar a los lectores a hacerse esos exámenes anuales. Aunque camino en fe todos los días, creo que también tenemos un papel que desempeñar en la protección de nuestro bienestar. Al igual que mi automóvil necesita una revisión de servicio y un cambio de aceite de vez en cuando, ¡nosotros también! Las evaluaciones anuales a menudo se incluyen sin costo para la mayoría de las personas que cuentan con cobertura de seguro médico, y para quienes no tienen seguro, hay muchas clínicas y servicios de detección disponibles a costos reducidos.

Después de todo lo que ha pasado, mamá ahora hace eco de mi súplica de animar a otros a priorizar su salud con exámenes y evaluaciones anuales. Si no lo haces por amor a ti mismo, hazlo por aquellos que te aman y se preocupan por ti.

Independientemente de cómo llegamos a este punto, el diagnóstico de mamá fue mucho peor de lo que había imaginado. Y, sin embargo, esa no fue la parte más difícil de este viaje.

Mi mamá había sido un pilar de fortaleza toda mi vida. No creo que nada habría podido prepararme para la devastación que sentí al verla debilitarse tanto mientras se sometía al tratamiento. Mamá era joven en años y joven de corazón. Era fuerte y estaba en buen estado físico, se veía como un millón de dólares. Sin embargo, en lo que pareció un instante, hubo momentos en los que estaba demasiado débil para comer y yo la alimentaba con una cuchara. Fue devastador, en parte para mí, pero también porque sólo podía imaginar lo difícil que debió haber sido para ella.

Por naturaleza, soy una reparadora (¡un rasgo que mi consejero me dice que no suele ser bueno del todo!). Cuando veo un problema, mi reacción natural es tratar de solucionarlo. Ahora, al ver a mi mamá así, quería desesperadamente arreglar la situación, pero no podía. Nunca me había sentido tan impotente en mi vida. Me esforcé buscando incluso el más pequeño de los gestos que pudiera hacer por ella en un débil intento de sentirme valiosa; ayudarla en todo lo que pudiera.

El diagnóstico de mamá fue seguido casi de inmediato por sus tratamientos de quimioterapia. Hubo muy poco tiempo para prepararnos, aunque, sinceramente, no sé si más tiempo hubiese ayudado a prepararnos para lo que se avecinaba. No teníamos idea exactamente de lo que estábamos haciendo, pero pusimos nuestra confianza en Dios para que se encargara de lo que no conocíamos y lo convirtiera en un camino claro y despejado. Fiel a Su carácter, Él hizo eso una y otra vez.

No puedo atribuirme el mérito de estos grandes planes e ideas que siguió dándonos, pero puedo compartirlos como un recurso útil. Estos diez consejos fueron extremadamente útiles para nuestra familia y pueden ser de provecho para ti, para los miembros de tu familia y para otros cuidadores.

Mis mejores diez consejos

1. **Tener una llave de repuesto**. Antes de que mamá comenzara el tratamiento con tretamina, hizo copias de la llave de su casa y nos entregó una copia a cada una de nosotras. Esto fue muy importante. Hubo momentos en que ella estaba demasiado débil para levantarse de la cama o no tenía ganas de levantarse para abrir la puerta. De esta manera, cuando íbamos a ver cómo estaba o para llevarle alimentos, podíamos entrar con facilidad.

2. **Revisar todas las facturas periódicas y saber cómo se pagan y cuándo vencen**. Mamá nos guio a través de todas sus facturas para que supiéramos cuándo vencían, cómo las pagaba (en línea o por correo). De esta manera, podíamos ayudarla a planificar con anticipación y ocuparnos de cualquier cosa que se le podría pasar a mamá al someterse a sus tratamientos, asegurándonos de que no se atrasara en nada.

3. **Hacer un plan para la limpieza de la casa**. Nuestra amiga Katie (que es más como una hermana) se ofreció a limpiar regularmente la casa de mamá mientras estaba en quimioterapia. Fue una gran bendición no tener que pensar en eso y aseguró que mamá siempre tuviera un lugar limpio y

cómodo para descansar mientras se recuperaba.

4. **Prepararse con al menos una semana de anticipación para las citas que vienen.** Mis hermanas y yo siempre planificábamos la semana siguiente por adelantado, Cassie enviaba invitaciones de calendario electrónico para que siempre supiéramos quién/dónde/cuándo. No queríamos que mamá fuera sola a sus citas, incluso durante los momentos en que las pautas de COVID-19 nos impedían estar en la habitación con ella. Acordamos que una de nosotras siempre acompañaría a mamá a sus citas por tres razones principales: 1) podríamos ayudarla a retener la información compartida, 2) mamá no estaría tan abrumada y 3) tal vez pensando de manera un poco egoísta, nos hizo sentir mejor con nosotras mismas el saber que ella no estaba sola en esas citas.

5. **Divide el trabajo en función a los dones y talentos, el tiempo y los recursos.** Soy muy bendecida por la relación tan cercana que tengo con mis hermanas, así que hacer esto fue fácil para nosotras. Pero si las relaciones con tus seres queridos tienden a experimentar conflictos, intenta mantener el enfoque en las categorías de "tiempo, talentos, recursos" para ayudar a asignar quién puede contribuir con qué. Alguien en tu familia puede tener el tiempo para ir a cada cita, otro puede ser un cocinero talentoso y estar dispuesto a preparar comidas y comprar cosas en el supermercado, mientras que otro puede estar a larga distancia, pero tener los recursos financieros para cubrir algunos de los gastos. Mantener el enfoque en este tipo de categorías en lugar de las personalidades puede ayudar a

evitar conflictos y mantener las energías enfocadas en el objetivo común de ayudar a tu ser querido.

6. **Protege a tu ser querido de conversaciones abrumadoras.** Mis hermanas y yo formamos ese círculo interno de protección descrito en el capítulo 3 (Apagando…). Cuando mamá no se sentía con ganas de hablar, era el indicativo suficiente para decir: "Ella físicamente no se siente con ganas de ninguna llamada telefónica". La gente fue comprensiva, pero, independientemente de eso, el bienestar de mi madre estaba por encima de los posibles sentimientos heridos de los demás.

7. **Encuentra razones para reír (con mucha frecuencia).** Como has leído a lo largo de este libro, mantener la capacidad de reír fue clave para nuestra supervivencia. No puedo enfatizar esto lo suficiente: debes ser intencional en tus esfuerzos por encontrar razones para reír y mantener tu alegría. Teníamos la rutina de reunirnos en casa de mamá para cenar y ver una película divertida las noches antes de su tratamiento de quimioterapia. No íbamos a cenar para estar tristes y deprimidas; nos reuníamos intencionalmente para divertirnos. Al principio, esto puede parecer extraño, pero te aseguro que cuando tomes la decisión intencional de operar con alegría, las cosas se volverán fáciles y divertidas. Poder reír en medio de un dolor intensamente indescriptible e inentendible es un verdadero testimonio de tu fe y de tu confianza en Dios, incluso cuando nada de lo que está sucediendo pueda tener sentido.

8. **Tómate un tiempo para llorar.** Para ser totalmente transparente, hubo momentos en que me encerré en mi habitación, caí al suelo y lloré histéricamente. Estaba en duelo por las palabras que nos dijeron los médicos y por la posibilidad de perder a mi madre. Es necesario y un tanto saludable permitirse un espacio para estar presente, consciente en el momento, y captando la gravedad de todo lo que está sucediendo. Me di un espacio de tiempo para dejar una grieta en la que los miedos y las emociones se desenfrenaran en mi cabeza. Pero esto es clave: yo también tomé la decisión de NO PERMANECER EN ESA POSICIÓN. Si lo permites, permanecer en esa posición te destruirá. Una vez que la grieta se cierre, vuelve y enfoca tu mirada, confía de nuevo en Jesús, busca el apoyo y la ayuda de otros y también busca maneras de refrescar tu alma espiritualmente.

9. **Cuida de ti. Tienes que mantenerte fuerte antes de poder ser fuerte para los demás.** Prioriza tu bienestar, incluso si simplemente implica comer bien, tomar unos minutos para hacer ejercicio todos los días o acurrucarte y acobijarte para leer tu libro favorito. Pero, sobre todo, recuerda que no estamos destinados a llevar nuestras cargas solos. Es importante pedir ayuda, pero sé de primera mano lo difícil que puede ser. Una vez que dejé a un lado mi orgullo, aprendí que la mayoría de las veces muchas personas a tu alrededor quieren ayudar; simplemente no saben cómo hacerlo. Si no tienes una red de apoyo, hay muchos recursos comunitarios disponibles, como grupos de apoyo para el cáncer, organizaciones que los médicos recomiendan y grupos pequeños de iglesias locales.

10. **Dale valor a las pequeñas cosas.** Para alguien como yo, que está constantemente en movimiento y corriendo de un lugar a otro, el caminar a un ritmo "más lento que como cae la melaza" puede ser agonizante. Sin embargo, fue ahí exactamente donde encontré algunos de los momentos que más atesoro de esta experiencia. Cuando la quimio le pateaba el trasero a mamá, ella se quedaba fuera de combate por un par de días. Pero tan pronto como podía reunir fuerzas, estaba decidida a levantarse de la cama y salir. Caminábamos tan despacio, casi arrastrando los pies por la acera, disfrutando del aire fresco y teniendo algunas de las mejores conversaciones que hemos tenido. Desde entonces, he seguido obligándome a reducir la velocidad y proteger más mi horario para poder estar más presente en la familia y en las relaciones importantes. Si tu calendario está sobrecargado, te animo a dar un paso atrás y priorizar las cosas realmente importantes.

Créeme, además de atravesar todo esto, también tuve que encargarme de mis hijos. Como adultos jóvenes, el diagnóstico serio de su Abuela no era algo que se lo pudiéramos endulzar. Mi esposo y yo habíamos criado a nuestros hijos para que caminaran con Jesús, y esta era una oportunidad para que ellos caminaran en esa fe. Oraron, me apoyaron de maneras que tocaron profundamente mi corazón y su actitud ante el diagnóstico de mamá se basó en la fe y la Palabra de Dios en lugar del informe físico que decía con toda probabilidad que este era el final. Fue una experiencia de crecimiento para todos nosotros, y gracias a Dios ahora son otro instrumento para hablar de la bondad de Dios al compartir este maravilloso testimonio.

Mi esposo fue mi apoyo en todo esto. Él, junto con mis cuñados, fue increíble en todo momento. Fueron muy bondadosos y considerados con la cantidad de tiempo que todas pasamos fuera de casa, se distribuyeron los gastos que no estaban cubiertos por el seguro y nos brindaron su consuelo cuando tuvimos nuestros momentos de colapso emocional.

Siempre pensé que nuestra familia estaba muy unida, pero esta experiencia definitivamente nos ha acercado aún más. Estoy muy agradecida por cada uno de ellos y, sobre todo, agradecida con Dios por sanar a mi madre. Con Dios, verdaderamente todas las cosas son posibles.

--- La historia de Angie ---

Como asistente médico certificado (PA), había estado presionando mucho para que mi madre se hiciera su examen físico y su mamografía anuales. Al no contar con un seguro médico, lamentablemente, se siguió posponiendo en su lista de prioridades. Tan pronto como fue elegible para el seguro, me permitió programar sus citas.

Llegó el día de su mamografía de rutina, y cuanto más tardaba esa cita, más comencé a sentirme inquieta. Lo que normalmente toma 20 minutos se convirtió en horas. La llamé y envié mensajes de texto varias veces, pero ella no respondía. Yo había llevado a mis hijas a sus clases, así que estaba en el estudio de baile con ellas y cada minuto que pasaba me ponía más y más ansiosa. Mientras miraba por las puertas de vidrio, mi corazón se hundió cuando vi a mamá caminando hacia las puertas desde el estacionamiento. Inmediatamente supe que no eran buenas noticias. Estaba visiblemente conmocionada, y ambas estábamos tratando de mantener la compostura por el bien de mis hijas pequeñas.

Mi formación médica debe haberse puesto en marcha en ese momento porque logré recomponerme y concentrarme en lo que había que hacer. Necesitaba datos, y lo primero en lo que me concentré fue en hablar con el radiólogo para recopilar toda la información y los detalles que pude. Necesitaba este conocimiento para entender completamente la situación antes de dar la noticia a mis hermanas.

Todos los detalles eran demasiado abrumadores para mamá, especialmente al escuchar la palabra "cáncer" repetidamente. Entonces, mis hermanas y yo dividimos la lista de amigos y familiares y les contamos a todos lo que estaba pasando. Hubo muchas lágrimas, pero conocíamos el poder que había en la oración y lo útil que sería tener más personas unidas en oración y contar con el apoyo de parte de ellos.

Después, me dispuse a crear un cuaderno que incluía todas sus citas, las preguntas que debían abordarse en cada cita médica y una sección para tomar notas en su respectivo orden. Este cuaderno se volvió invaluable, y recomiendo encarecidamente a cualquiera que esté pasando por esto que haga lo mismo. Una vez que estés en esa sala de examen, es fácil olvidar todas sus preguntas en ese momento, por lo que preparar todo esto con anticipación asegura que no se pase nada por alto.

Juntas, programamos todas las citas necesarias: el oncólogo, el dermatólogo (para la metástasis en la piel), el radiólogo, el mastólogo, el cirujano plástico y el otorrinolaringólogo (debido a que los ganglios linfáticos en su cuello estaban comprometidos). Las órdenes del doctor de cabecera fueron bastante continuas, por lo que llevar de una forma organizada cada paso de los procesos clínicos fue crucial: biopsias, resonancias magnéticas, tomografías computarizadas, tomografías

PET, electrocardiogramas, laboratorios, ultrasonidos y muchas más pruebas para determinar el tratamiento adecuado, y para asegurarse de que su cuerpo fuera lo suficientemente fuerte como para tolerar la quimioterapia.

Después de que se completaron todas las pruebas y biopsias, mamá recibió su diagnóstico oficial de cáncer de mama metastásico en etapa IV el 2 de marzo de 2020. El pronóstico era muy sombrío e incluía una tasa de supervivencia de menos del 20 % en cinco años.

Durante las pruebas de febrero y las dos primeras semanas de marzo pudimos acompañarla a todas sus citas. Fue beneficioso para ella tener al menos una de nosotras allí con ella para hablar con su médico, hacer preguntas, tomar notas y documentar. Sin embargo, eso cambió cuando la pandemia de COVID-19 golpeó a Estados Unidos a mediados de marzo; ya no se nos permitió estar a su lado. Fue desgarrador para nosotras no poder sostener su mano durante su primera sesión de quimioterapia (que duró más de ocho horas) o durante todas las demás citas posteriores. Pero sabíamos que teníamos que mantenernos fuertes y nos dispusimos a encontrar de manera creativa otras formas que la ayudaran a no sentirse tan sola.

Para entretenerla y ayudarla a pasar el tiempo durante la quimioterapia, hicimos publicaciones en las redes sociales para que la gente le enviara oraciones, chistes, historias e imágenes que pudiera leer durante su tratamiento. También empacamos un kit de quimioterapia para ella, que incluía una tableta Kindle, libros, revistas, refrigerios, agua, una manta suave y una almohada, goma de mascar y bálsamo labial, junto con su cuaderno para escribir sus pensamientos y experiencias. Muchos de estos artículos fueron regalos de seres queridos.

También hicimos noche de chicas previa-quimioterapia en la casa de mamá. Mis hermanas y yo nos reuníamos con mamá y pasábamos la noche cenando, viendo películas o videos divertidos y teniendo poderosas sesiones de oración juntas. Luchamos fuertemente contra cualquier depresión y miedo que intentara interrumpir nuestro preciado tiempo, esto permitió que estas noches juntas se convirtieran en increíblemente especiales y nos ayudó a atravesar un momento muy oscuro.

Una de las noches nos volvimos un poco locas y tuvimos una fiesta de "prueba de pelucas". Fue una noche en la que podíamos hacer el ridículo y olvidar lo difíciles que eran las cosas.

También sabíamos lo estresante que era para mamá conducir a cada cita; podíamos ver el temor y la ansiedad palpable en todo su rostro. Desde la primera cita, supimos que eso tenía que cambiar. Decidí poner una canción alegre, como para bailar, para ayudarla a despejar la mente. Al principio, parecía molesta, pero 30 segundos después estaba cantando y bailando y la pesadez del momento se disipó. Esto se convirtió en nuestra tradición antes de cada cita y terminaba con una de nosotras orando justo antes de entrar al centro de tratamiento.

El día después de su primera sesión de quimioterapia, todos estábamos muy sorprendidos de lo bien que se sentía, y pensamos ingenuamente: *¡Esto no va a ser tan difícil como esperábamos!* Hasta que llegó el día siguiente. Este fue, realmente, el peor estado en el que había visto a mi madre en toda mi vida. Estaba pálida, con un tono verde, sudorosa, débil, mareada y con náuseas. Tenía dificultad para hablar porque tenía la garganta en carne viva. Desarrolló una erupción en todo el cuerpo y tenía diarrea persistente. Incluso con nuestra ayuda, apenas podía moverse. Llamamos a su (increíble) oncólogo y nos dijo que la lleváramos a su oficina. Confiaba en poder tratarla allí sin necesidad de hospitalización.

Una vez que llegamos a la oficina del oncólogo, tuvieron que ponerla en una silla de ruedas porque estaba demasiado débil para caminar sola, incluso con ayuda. La llevaron a la sala de tratamiento y el médico parecía preocupado cuando la vio. Le ordenó líquidos IV (intravenosos) (un litro de solución salina normal) para rehidratarla, zofran IV para sus náuseas y esteroides IV. La combinación de fluidos y medicamentos cambió las reglas del juego y la mantuvo fuera de la sala de emergencias. Después de ver cuánto la afectó este régimen, solicitamos que mamá tuviera esta combinación de líquidos intravenosos, medicamentos para las náuseas y esteroides durante dos o tres días después de cada sesión de quimioterapia. El equipo médico complació felizmente. Aunque las sesiones posteriores fueron difíciles y tuvieron efectos secundarios, la primera fue mucho peor. Como cada caso es diferente que el otro con respecto a los diagnósticos médicos, mi recomendación es preguntarle siempre al oncólogo si esta combinación de fluidos podría ser compatible con el tratamiento prescrito y si sería beneficial recibir este tipo de hidratación después de la quimioterapia. Siempre sigue las recomendaciones de tu doctor.

Mi mamá siempre ha sido nuestra piedra angular, así que verla en esta posición fue más que doloroso. Sin embargo, a pesar de sus exámenes, continuó animándonos y mostrándonos que nuestra fe debe estar por encima de todo lo demás. Ella nunca puso en duda su creencia de que Dios era su sanador, aunque los médicos le decían lo contrario. Sus enfermeras y médicos siempre estaban asombrados de su fuerza y luz.

A lo largo de esta etapa, ella continuó orando por los necesitados y encontrando formas de ayudar a los demás. Durante los últimos 11 años, hemos dirigido juntas nuestra organización misionera sin fines de lucro para la comunidad, *Project Outreach*, y esta enfermedad no la detuvo. En lugar de dejar de lado las necesidades de la comunidad, se volvió muy buena delegando las tareas físicas que no podía hacer en ese momento. Mamá es la persona más cariñosa y desinteresada que conozco, y fue asombroso verla continuar poniendo a los demás por encima de sí misma, incluso durante esta batalla. Eso no quiere decir que no sea humana y que no haya experimentado el increíble miedo y el dolor físico del que puede atestiguar cualquiera que esté pasando por esto. Ella padeció todo eso. Pero también tomó la decisión de no permanecer en temor, de no aislarse ni de tampoco hundirse en la depresión (¡por lo cual ninguno de nosotros la hubiese culpado!). En cambio, eligió vida y se negó a aceptar un diagnóstico que la conducía directamente a la muerte. Todos los días tomó la decisión de levantarse y ser una vencedora, manteniéndose firme en la Palabra y las promesas de Dios. ¡Estoy tan agradecida de que ella haya elegido vivir!

El camino y el tratamiento de cada persona serán diferentes y, como médico, siempre aconsejo que las personas escuchen a su médico. Pero nunca está de más hacer preguntas y abogar por lo que creas que es mejor en tu caso. Me gustaría compartir algunos consejos que funcionaron para el caso particular de mi mamá. **Sin embargo, NUNCA tomes ningún medicamento sin consultar primero a tu médico.** Estos primeros tres consejos pueden aplicarse en cada situación:

1. **Solicitar la lista de medicamentos que puedes tomar mientras estás en el periodo de tratamientos de quimioterapia.** Mi mamá recibió esta lista de medicamentos recomendados en la oficina de oncología y fue muy útil.

2. **También puedes solicitar la asesoría de un nutricionista especializado para pacientes con cáncer** que te brinde orientación sobre 1) los alimentos que tienen propiedades de servir como combustible y podrían ayudarte a sentirte mejor, y 2) los alimentos o suplementos que se deben evitar y que pueden alimentar a las células cancerosas.

3. **Trata de conseguir un navegador de pacientes con cáncer.** Un recurso increíble para nosotros fue un navegador de pacientes con cáncer. Ella trabajaba en el consultorio del mastólogo y coordinaba todas las citas y pruebas de mamá. Ella siempre estuvo disponible para nosotros, lo que evitó que nos sintiéramos abrumadas. Tu médico o proveedor de seguros puede tener un recurso similar disponible.

Advertencia

A continuación, hay consejos e ideas adicionales que funcionaron específicamente para mi mamá. Estos consejos reflejan una combinación de recomendaciones de sus oncólogos, enfermeras que la asistieron y amigos/familiares que también han pasado por el proceso de quimioterapia. Aunque soy una asistente medico PA con licencia en Estados Unidos, no tengo experiencia en Oncología y aconsejaría que NO tomaras nada que el médico no haya aprobado. El régimen de quimioterapia de cada persona es diferente, y quiero aclarar que el hecho de que haya ayudado a mamá no significa que funcionará igual para todos los demás. SIEMPRE sigue los consejos de tu médico.

Con ese punto aclarado, aquí hay algunos consejos para ayudar a que trabajes en equipo con tu propio médico para crear un plan que funcione mejor para ti.

Alimentos para ingerir después de los tratamientos de quimioterapia

Antes de que mamá fuera diagnosticada, amaba todo lo saludable y disfrutaba comer muchas verduras. Pero después de los tratamientos, su cuerpo ansiaba proteínas y carbohidratos, las verduras la hacían sentir fatal. A menudo, lo único que podía soportar después de una sesión era una hamburguesa con queso. Su médico le dijo que comiera lo que su cuerpo ansiaba, ya que el ansia es una forma en que su cuerpo le dice lo que necesita.

Este consejo ayudó a mamá a no sentirse culpable por querer alimentos que normalmente trataba de evitar, como mucha carne roja. Sus meriendas favoritas fueron gelatina sin azúcar, paletas heladas de fresa, bananas y galletas saladas Ritz (solo podía tolerar las bajas en sodio porque, de lo contrario, le causaban llagas en sus labios). Nuestra amiga, Katie, había investigado que el caldo hecho con hueso de pollo podía ser útil para los pacientes con cáncer, así que lo usó para preparar grandes porciones de sopa de fideos con pollo para mamá.

Actividades de recreación

Entre algunas de las actividades favoritas de mamá, que cambiaban según cómo se sentía, se incluyen:
- Paseos muy cortos al aire libre.
- Escribir en un diario sobre sus experiencias.
- Escuchar música cristiana de alabanza y adoración.
- Pequeñas tareas como lavar la ropa la ayudaron a sentirse útil

y productiva.
- Tener visitas por periodos muy cortos.
- Jugar juegos en su tableta Kindle.
- Leer la Biblia y otros libros cristianos.
- Ver sus películas favoritas.

Cuidado de la piel

Los tratamientos secaron mucho la piel de mamá y, con frecuencia, causaron erupciones. Para ello, su médico le recomendó ducharse cada dos días para conservar la humedad y usar vaselina en los parches secos o con picazón en la cara y la loción Lubriderm en todas las demás áreas. El aloe (directamente de la planta) funcionó bien, especialmente en su pecho. Tomar medrol (esteroides recetados) ayudó con la picazón y la inflamación.

Herpes o llagas labiales

Estos pueden ser comunes y se aliviaron con docosanol (crema tópica disponible sin receta) y otros agentes anestésicos orales. A mamá le resultó útil evitar los alimentos demasiado salados o ácidos.

Malestar gastrointestinal

¡ÚNICAMENTE toma medicamentos aprobados por un médico! Puedes preguntar por ondansetrón. Descubrimos que este es un maravilloso medicamento recetado para las náuseas. Para otras molestias, el oncólogo recomendó omeprazol para el reflujo (acidez estomacal) y loperamida para la diarrea. Un amigo le dio a mamá un consejo que fue masticar chicle de frutas para ayudar con el malestar estomacal y esto fue bastante efectivo.

Pérdida del cabello

Si tu terapia implica la caída del cabello, se recomienda afeitarse la cabeza de forma temprana para evitar tanto el trauma de la caída del cabello como el dolor y la irritación que se experimenta en el cuero cabelludo. Tuvimos la suerte de que una amiga, que es peluquera, viniera a la casa y afeitara la cabeza de mi mamá y la de todos sus nietos. Hacer esto de forma familiar lo hizo un poco menos traumático.

Pelucas

Es un desafío encontrar una peluca que te quede bien si la compras en línea, pero si esta es tu única opción, asegúrate de estar al tanto de ciertos detalles, como la política de devolución y el soporte disponible para ayudar con el ajuste de la misma. Tener una peluca cómoda y bien ajustada hace mucha diferencia. Nosotros encontramos una tienda local que se especializa en soluciones para la caída del cabello (*LaDonna Roye* en Naples, Florida) e hicieron un trabajo increíble ayudándonos con una hermosa peluca.

Para aquellos momentos en los que no estés usando una peluca, usa envolturas hipoalergénicas suaves para el cabello. Esto es especialmente útil por la noche para evitar la irritación del cuero cabelludo que puede causar el roce de la almohada mientras duermes.

Equipo para el cuidado personal

Es de gran ayuda tener un grupo central de personas positivas a las que puedes delegar acciones específicas, como hacer compras, traerte la comida, limpiar la casa, ayudar a cambiar el vendaje, recoger las recetas médicas, etc. Pero mi recomendación es que todos vayan a través de una sola persona encargada como punto de contacto para que esta se encargue de organizar tanto a las personas como las tareas por hacer.

Es maravilloso cuando todos quieren ayudar, pero esto rápidamente puede volverse abrumador para el paciente. A la gente le encanta dar consejos y contar historias de lo que funcionó para "alguien que conocen". A pesar de que tienen buenas intenciones, puede ser de mucha carga para alguien en esta situación. Designar a una persona, ya sea familiar o amigo, para que sea el principal punto de contacto hace que sea mucho más fácil para todos.

Un cuaderno

Obtén un cuaderno y utilízalo para llevar de manera organizada todas las fechas y horas de las citas, escribe todas tus preguntas antes de las citas médicas, toma notas durante las citas y anota en un diario las cosas que deseas recordar, especialmente las cosas que funcionaron o no funcionaron.

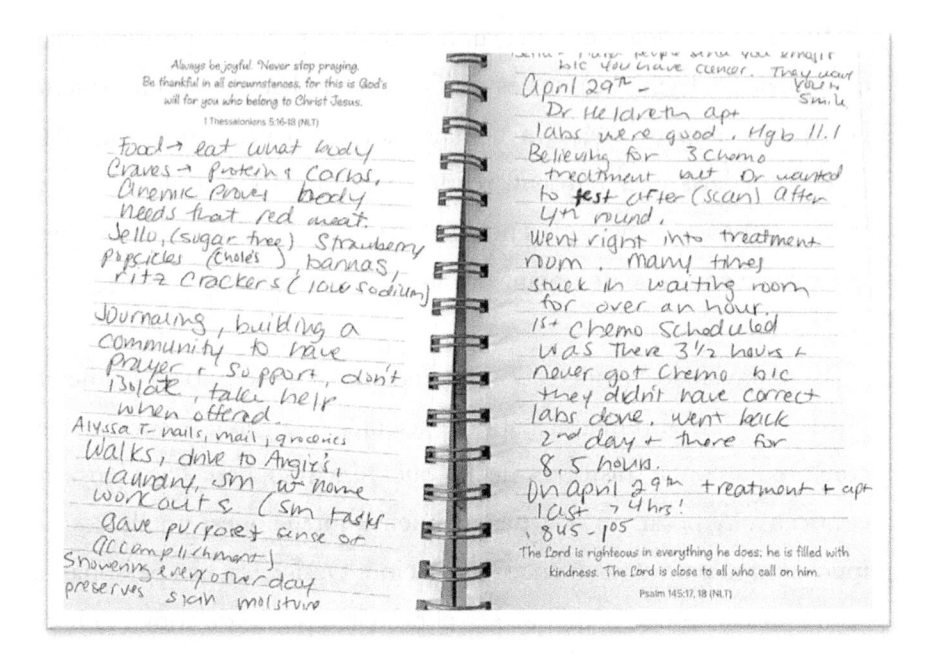

Sesiones de quimioterapia

Cada sesión pasa a ser un poco más fácil cuando ya sabes a lo que te vas a enfrentar. Aquí dejo algunas sugerencias para que te ayuden a prepararte:

- Si tu médico lo aprueba y está de acuerdo en que podría ser útil para tu plan de tratamiento, solicita líquidos por vía intravenosa, medicamentos para las náuseas por vía intravenosa y esteroides por vía intravenosa 2 o 3 días después de cada tratamiento.

- Lleva este libro contigo para que puedas leer una y otra vez las escrituras de sanidad.

- Encuentra a alguien que esté solo y fíjate si necesita a alguien con quien hablar u orar.

- Prepara un bolso con tus artículos favoritos (una tableta Kindle o iPad, lonchera con agua o Gatorade, envoltura para el cabello, cobija, almohada pequeña, libros, revistas y cargador de teléfono).

- Trata de anticipar los síntomas que presentarás a los medicamentos que te prescribe el médico.

Cadenas de oración

Comunícate con tu iglesia y tus redes sociales de confianza para que seas parte de tantas cadenas de oración como sea posible. Mi mamá también tenía un grupo de mujeres dedicadas a orar por ella todos los días. Hay mucho poder en la oración.

Comunión o Santa Cena

Toma la comunión todos los días como un recordatorio de que el cuerpo de Jesús fue quebrantado para que el nuestro pudiera estar completo. Tuvimos la bendición de que una amiga de la iglesia nos trajera los elementos de comunión para que mamá pudiera tomarla todos los días. (¡Gracias, Sarah!).

Hablar vida

Mi mamá fue increíble al asegurarse de que las palabras que salían de su boca y de quienes la rodeaban produjeran vida. No permitió que nadie usara la palabra "cáncer" a su alrededor. Ella declaraba escrituras sobre la sanidad y mantuvo todo de una manera positiva, afirmando la bondad de Dios.

Ha habido muchos estudios que demuestran cuán poderoso es hablar vida sobre nuestros cuerpos físicos. Cada vez que te venga a la mente un pensamiento negativo, tómalo cautivo e inmediatamente reemplázalo con algo edificante.

Cuando nuestra familia comenzó este viaje, no teníamos idea de cómo navegar por todas las complejidades, ni siquiera por dónde empezar. Las sugerencias que hemos compartido anteriormente están destinadas a proporcionarte un punto de partida. Cada viaje es único y, si bien estos consejos funcionaron bien para nuestra familia, es importante reconocer la necesidad de trabajar tú y tu médico conjuntamente para desarrollar un plan que funcione mejor para tu situación. Y, sobre todo, aférrate al reporte del Señor, a sus promesas y a su deseo de verlas cumplidas en tu vida.

8 UNA VISIÓN DE MOTIVACIÓN

Los dejo con una última palabra de aliento que vino de parte de Dios. Esta historia en particular no proviene de mí ni de mis experiencias, sino que fue entregada a mí a través de una revelación que Dios le dio a un querido amigo y hombre de Dios. Oro para que la visión sea una bendición para ti, como lo es para mí.

¿Por qué incluyo esto? Porque cada palabra de este libro ha sido inspirada y guiada por Dios, y aunque "en papel" el libro parecía estar completo, el Espíritu Santo me impidió publicarlo por una razón que desconocía. Así que esperé... y esperé... hasta que un día se reveló la última pieza del rompecabezas. Esa pieza que faltaba era un correo electrónico que recibí de mi amigo, que comenzaba con una disculpa por haber tardado casi dos años en compartir esta historia conmigo.

"Julie, te pido disculpas por la demora. Me tomó un tiempo entender y ensamblar completamente esta palabra de Dios, y luego me olvidé por completo de esto. Pero lo comparto contigo ahora porque Dios me dijo que Él quiere que incluyas esto en tu libro (lo que sea que eso signifique)".

¡GUAU! ¡Él ni siquiera sabía que yo estaba escribiendo este libro! Y traerme esta revelación final justo a tiempo para incluirla en estas páginas que estás leyendo no es coincidencia. Sólo puede ser la mano de Dios. Así es como sé que Dios quiere compartir esta palabra contigo también. Lo entenderás una vez que leas la increíble visión e interpretación a continuación.

EL REPORTE

Que esto sea una motivación para que, independientemente de las pruebas que enfrentemos, no importa cuán precaria esta pueda ser, podemos levantarnos con alas de águila a través del poder, la gracia y la misericordia de nuestro Señor Jesucristo.

"Querida, Julie:

Cuando nos enteramos por primera vez de tu cáncer, todos comenzamos a orar por ti. Estabas a punto de comenzar la quimioterapia cuando Dios me dio el versículo Isaías 40:31:
'pero los que confían en el Señor
    renovarán sus fuerzas;
levantarán el vuelo como las águilas,
    correrán y no se fatigarán,
    caminarán y no se cansarán'.

Cuando comencé a meditar en este versículo, Dios me reveló más cosas que quería que compartiera contigo, específicamente el proceso de rejuvenecimiento del águila.

Julie, eres una mujer fuerte. Dios está contigo y te ama mucho. Toda una tripulación de ángeles te está cuidando y protegiendo durante este proceso. Este es un proceso doloroso, pero saldrás triunfante.

Dios te va a levantar como a un águila, tal como me lo mostró en una visión. Cuando un águila alcanza cierta edad, las plumas se vuelven pesadas y ya no puede volar tan alto. Su pico se dobla tanto que apenas puede comer. En este momento, con su último esfuerzo, se dirige a un monte muy alto (que representa la presencia de Dios) donde ningún depredador (que representa a Satanás) puede alcanzarlo.

En este punto, al águila le quedan dos opciones: morir o vivir (aunque hacerlo significa que se enfrentará a un proceso doloroso por delante). Cuando el águila elige vivir, vuela a la cima de una montaña y se sienta en su nido. Allí, el águila golpea su pico contra una roca hasta arrancarlo; el águila, luego, esperará a que le crezca un nuevo pico.

A continuación, arrancará sus garras. Cuando sus nuevas garras vuelven a crecer, el águila comienza a arrancarse las plumas viejas. Este es un proceso largo y doloroso, pero, después, el águila comienza su restauración. Salen plumas nuevas, hermosas y ligeras, junto con garras nuevas y más fuertes y un pico nuevo.

Esta visión te representa a ti y a lo que estás pasando. Habrá un largo y doloroso proceso por delante, pero ten por seguro que Dios hará nuevas todas las cosas, desde tu cuerpo hasta tu pico (que es tu boca para compartir el milagro). Estarás lista para volar de nuevo, con la velocidad que tenías cuando eras joven. Pero ahora viene algo aún mejor: rejuvenecimiento, experiencias y mayor conocimiento.

Esto también es lo que Dios me dijo. Serás renovada como un águila para seguir haciendo SU obra en la Tierra, cumpliendo tu propósito de levantar a las mujeres caídas, de dar apoyo y fortaleza a los que se han debilitado, de llevar el amor de Dios a todas partes, de compartir la luz de Jesús a los que están en tinieblas y para vaciar el infierno y llenar el cielo por el poder de Dios que está en ti.

[Fin]"

¡Gloria a Dios! Estoy lista y emocionada de cumplir mi propósito renovado, un lector a la vez. Espero que mi historia te haya ayudado a ver "cuán grande es nuestro Dios" y te haya inspirado a unir fuerzas con nuestro único y maravilloso Dios.

Para terminar, comparto una hermosa canción, *I Will Rise (Me levantaré)*, de Chris Tomlin. La letra se proporciona a continuación, los animo a escuchar la canción (disponible de forma gratuita en YouTube) y recordar el ascenso del águila.

Chris Tomlin – I Will Rise (Me levantaré)
Fuente: YouTube

Hay una paz que he llegado a conocer
aunque fallen mi corazón y mi carne.
Hay un ancla para mi alma
puedo decir "Está bien".

Jesús ha vencido
y la tumba se siente abrumada.
la victoria ha sido ganada
Él se ha resucitado de entre los muertos.

[Coro:]
**Y me levantaré cuando Él llame mi nombre
no más tristeza, no más dolor.
Y me levantaré sobre las alas del águila
delante de Dios caeré de rodillas
y me levantaré
Me levantaré.**

Hay un día que se acerca
Cuando esta oscuridad dará paso a la luz.
Y las sombras desaparecerán

EL REPORTE

y mi fe será mis ojos.

Jesús ha vencido
y la tumba se siente abrumada.
La victoria ha sido ganada
Él ha resucitado de entre los muertos.

[Coro]

Y oigo las voces de muchos ángeles que cantan,
"Digno es El Cordero."
Y oigo el grito del corazón que anhela,
"Digno es El Cordero"
[x2]

[Coro]

AGRADECIMIENTOS

Gloria a Dios por mi testimonio. Gracias por estar conmigo en cada momento de este viaje y por tu promesa infalible de hacer que todo obre para bien para quienes te aman. Eres un buen, buen padre.

No estarías leyendo este libro si no fuera por Kristi Grigsby. Kristi, capturaste mi historia con una profundidad asombrosa que me dejó boquiabierta. Literalmente profundizaste dentro de mi cabeza y corazón y contaste mi historia perfectamente. Gracias por decir "sí" al llamado y permitir que Dios te usara para escribir esta historia.

Muchas gracias a nuestro maravilloso equipo de traductoras, Karen Laureano, Eleanette Pérez y María Martínez, que hicieron posible esta versión en español.

A mi cuñada, Diane, fuiste una hacedora de milagros en la Tierra. Nunca podría haber navegado por la abrumadora red de seguros sin tu ayuda y mi increíble hija Cassie, quien constantemente estuvo respondiendo llamadas telefónicas y correos electrónicos con respecto a mi cuidado.

A Katie, estoy muy agradecida por nuestra amistad y estoy en deuda contigo por hacer todo lo necesario, incluida la limpieza de mi casa.

A mi estilista favorita, Collette, quien amorosamente me afeitó la cabeza, junto a varios miembros de mi familia, y me ayudó a superar un día bastante difícil.

Gracias a mi hermana Joelle, que me ayudó financieramente, y a los niños Gamez y Miller, que siempre me enviaban palabras de aliento, pasajes de las Escrituras y canciones, y oraban con fe audaz por mí.

A mis poderosos guerreros de oración cerca y lejos. Gracias a Kathy, Theresa, Kristi, Sally y Melissa, por mantenerse firmes en su fe y creer conmigo por mi sanidad y apoyarme emocionalmente durante este proceso.

Gracias a toda nuestra comunidad de *Project Outreach* Naples (en la ciudad de Naples, Florida) por sus continuas oraciones y chistes divertidos. Sabemos que Dios escuchó cada oración que se alzó en mi nombre. Y gracias a mi hermosa familia de *Grow Church,* que me mantuvo en constante oración. Ha sido una gran fuente de enseñanza a lo largo de los años, lo que, finalmente, me ayudó a prepararme para esta batalla. Estoy muy orgullosa de ver a mi hija, Josi, desarrollar sus dones como líder ungida en esta iglesia.

A mi familia, incluidos mis queridos yernos, por sus fuerzas silenciosas, apoyo continuo y voluntad de hacerse cargo de sus hogares todas esas noches que sus esposas permanecieron a mi lado. A mis nueve nietos, mis guerreros en formación. Ustedes son hijos preciosos de Dios y estoy muy agradecida por nuestra maravillosa relación. Aférrense a su compasión y a esos hermosos corazones de siervos. Fueron una tremenda fuente de fuerza y alegría. Todos ustedes me cuidaron muy bien.

También fui bendecida con un excelente equipo médico. El Dr. Heldreth y sus dos enfermeras practicantes, Karen y Bonnie, me brindaron una atención extremadamente buena. El personal de *Florida Cancer Specialists* fue excepcional y muy compasivo. Mi hija y talentosa PA (asistente médico), Angie, fue fundamental en la interpretación de toda la jerga médica.

Por último, a mis tres hijas, Josi, Angie, Cassie, ustedes son mi piedra angular. Han sido mi fuerza cuando estaba demasiado débil para estar de pie, mi alegría cuando necesitaba desesperadamente una razón para reír y mi todo. Nunca podré expresar lo suficiente todo mi amor y gratitud hacia ustedes. Cuando mi nieto, Lucas, era un niño pequeño, amaba tan profundamente que lo expresaba de esta manera: "¡Te amo demasiado!".

Para contactar a Julie

Julie se dedica completamente a ministrar y ayudar a otros a creer y recibir todo lo que Dios tiene para ellos. Le apasiona compartir su testimonio, ya sea a través de charlas, talleres o conversaciones individuales. Se puede contactar a Julie a través de su sitio web, www.TheReportoftheLord.com, o por correo electrónico a TheReportoftheLord@gmail.com.

EL REPORTE

Made in the USA
Columbia, SC
30 April 2024